中国人的时间养生智慧

武东　马骏　主编

中医古籍出版社
Publishing House of Ancient Chinese Medical Books

图书在版编目（CIP）数据

中国人的时间养生智慧 / 武东，马骏主编 .—北京：中医古籍出版社，2020.4

ISBN 978-7-5152-1961-5

Ⅰ . ①中…　Ⅱ . ①武…　②马…　Ⅲ . ①养生（中医）Ⅳ . ① R212

中国版本图书馆 CIP 数据核字（2019）第 282535 号

中国人的时间养生智慧

武东　马骏　主编

责任编辑　王晓曼

封面设计　谢定莹

出版发行　中医古籍出版社

社　　址　北京东直门内南小街 16 号（100700）

电　　话　010-64089446（总编室）010-64002949（发行部）

网　　址　www.zhongyiguji.com.cn

印　　刷　北京雅昌艺术印刷有限公司

开　　本　787mm×1092mm　1/32

印　　张　8.125

字　　数　147 千字

版　　次　2020 年 4 月第 1 版　2020 年 4 月第 1 次印刷

书　　号　ISBN 978-7-5152-1961-5

定　　价　58.00 元

《中国人的时间养生智慧》

编委会

主　编　武　东　马　骏

副主编　张　旭　贾荣曼　陶宪凝　王志翔　柴　玉

编　委（以姓氏笔画为序）

马　骏　王志翔　毛嘉陵　史楠楠
庄　宏　李　淳　杨丽雯　宋　坪
张　旭　张海波　武　东　胡广芹
贾荣曼　柴　玉　倪胜楼　陶宪凝
温长路

前言

人与自然是统一的整体，从一年四季、二十四节气，到一天十二时辰的变化都有其规律。古人通过长时间观察总结，根据太阳在黄道（地球绕日公转轨道，也就是太阳周年运动的路线）上的位置及引起地面气候演变的次序，将全年划分为 24 个段落，每段相隔约半个月（15 天）。每月月首者称“节气”，月中者称“中气”。传承千年，沿用至今的我国二十四节气就是这 12 个节气和 12 个中气的总称。

在全年的二十四节气中，比较重要的是春分、夏至、秋分和冬至，合称“二分二至”。其中，冬至和夏至一样，是阴阳转折的时期。冬至是阴极而阳生，阳气渐生，阴气渐降，白昼逐渐延长，夜晚逐渐缩短，夏至则相反。

经典医学著作《黄帝内经》最早认识到机体与自然界阴阳变化的规律——“夫四时阴阳者，万物之根本也”“人与天地相参，日月相应也”，人应遵循自然界寒来暑往、月圆月缺、昼夜的变化来摄生养性。

同时,《黄帝内经》深刻地阐释了时间节律对机体调节的重要性:“故阳气者,一日而主外,平旦人气生,日中而阳气隆,日西而阳气已虚,气门乃闭”,说明了机体阳气盛衰的基本运行规律。如果能适应这种阴阳变化,则能提高人体正气抗邪的防病能力,否则易产生或引发疾病。

这就是中医所讲的“因时养生”,这一理论也与现代生物学中研究“时间因素”对生物体影响的生物钟理论相符合。现代时间医学研究表明,人体是一个复杂的有机系统,系统之间的协调具有时间效应和节律性,主要体现在人体生物钟的调节、生命体征的微调变化、激素分泌的节律改变、器官组织功能的亢奋抑制,以及药理作用的效率规律等。

本书内容共分为三部分,分别介绍了四时养生方法、十二时辰养生方法和传统中医养生方法,主要以时间为线,结合人们的生活作息,讲述一年四季、一天 24 小时中医养生的奥妙之处,介绍如何顺应自然,顺应天时,顺应身体,健康养生。在第三部分中,深入浅出地介绍了时间养生的理论根源——五运六气的基础知识,站桩、八段锦、五禽戏等传统的养生锻炼方法,以及一些常用经穴的作用及取穴按摩方法等,方便大家在日常生活中体会和实践,感受中医养生的趣味。

本书是《中医健康养生》杂志社承担的国家中医药管理局国际合作司“中医药养生知识国际传播平台建设”项目（任务编号 GZYYGJ2019050）的立项成果之一，在编写出版过程中得到有关单位领导、专家以及杂志作者的大力支持，在此一并表示衷心感谢。不当之处，恳请读者提出宝贵意见，以便今后修订提高。

愿中医养生成为每一个人的生活方式，帮助每个家庭和个体远离疾病困扰，愿大家拥有一个无病无忧、身心健康的快乐人生。

《中国人的时间养生智慧》编委会

2019年11月25日

目录

四时养生方法

一年之计在于春

草木争荣夏日长

秋到人间烟火天

围炉听雪万物藏

十二时辰养生方法

万籁俱静正好眠，肝经藏血不熬夜

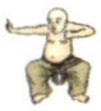

能治病的音乐

功法习得延寿长

经络穴位的推拿按摩

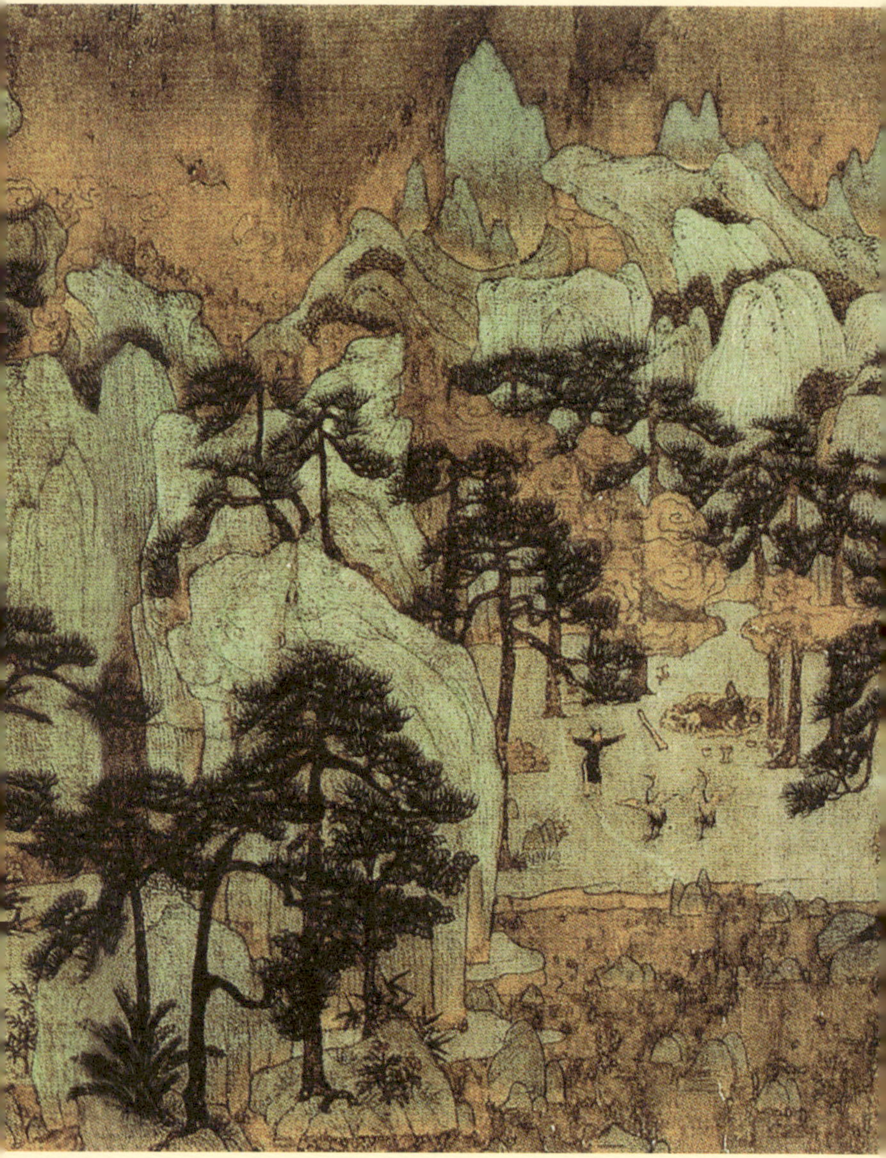

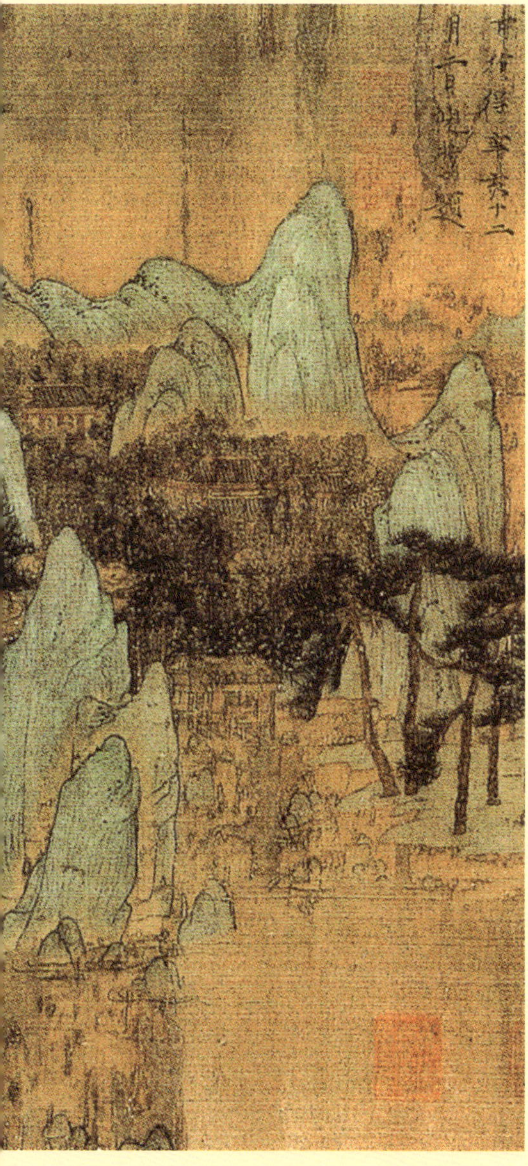

元·陈汝言·仙山图

四时养生方法

一年之计在于春，
草木争荣夏日长。
秋到人间烟火天，
围炉听雪万物藏。

春

春三月，此谓发陈。天地俱生，万物以荣，夜卧早起，广步于庭，被发缓形，以使志生；生而勿杀，予而勿夺，赏而勿罚，此春气之应，养生之道也。逆之则伤肝，夏为寒变，奉长者少。

——《黄帝内经》

一年之计在于春

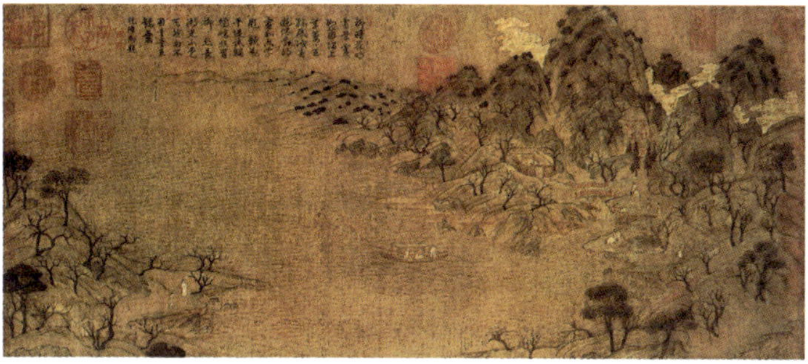

隋·展子虔·游春图

随着春季的到来，气温逐渐回升，万物复苏，草长莺飞，呈现出一派生机勃勃的景象。立春后，人体内的阳气也活跃起来，所以春季养生的关键之一就是要保护阳气。此时人应顺势而为，早晨跟着太阳一同早起，让阳气生发起来。同时，还可以在起床后穿着宽松的衣服，全身心放松地到户外散步，做一些伸展肢体的动作，帮助身体的阳气由内而外生发起来。夜晚要早些入睡，让阳气早早地闭藏起来。

另外，春季应多做“生赏”的事情，少做“杀罚”的事情。比如多在春季植树、对他人多些鼓励，少做发怒、批评、裁撤等事情，这样才算真正做到跟着春季阳气生发养生。

春季有六个节气，分别为立春、雨水、惊蛰、春分、清明、谷雨。

第一节气：立春

太阳位于黄经 315°，公历 2 月 3 ～ 5 日交节。

律回岁晚冰霜少，春到人间草木知。

——宋·张栻《立春偶成》

元·王冕·墨梅图（局部）

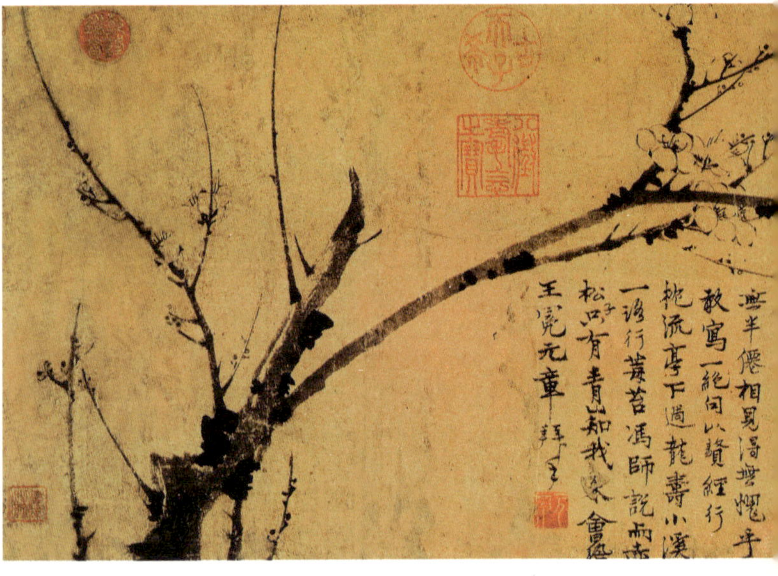

“立”为开始，立春意味着春季由此开始，白昼渐长，日光渐暖。大地春归之时，自然和人体之阴阳也将迎来新一轮的更迭与制衡。此时，虽然柳条探出芽苞，种子苏醒破土，天气开始转暖，但仍春寒料峭，应遵循古人提出的“春捂”训诫，注意防寒保暖。

节日·春节

立春之日即是春节的传统持续了几千年，当天，举国欢庆，百姓以各种方式迎接立春的到来，而春节改为每年正月初一距今不过百年而已。

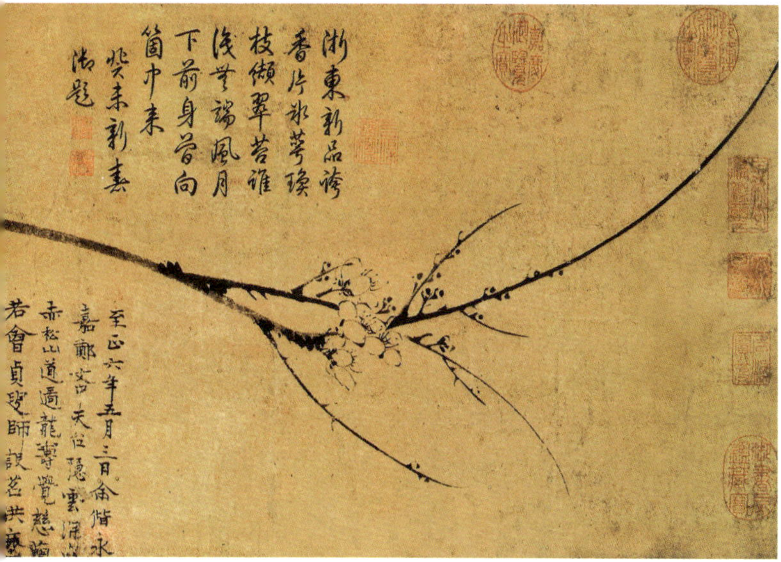

春节时，中国人会向亲戚朋友“拜年”，送给彼此新春的美好祝愿，互相祝福新年好运，快乐安康，拉近了人与人之间的距离，愉悦了身心，有益健康。

民俗·戴春幡

“春幡”是我国古代女性于立春这天戴在头上的一种首饰，由簪子和悬垂的彩布（纸）或小银片组成，其原型是春天盛放的花朵。“春幡”又叫“春胜”，女子春日戴之，既表示迎接春天到来的喜悦之情，又可作为美丽的饰品，衬托女子的美丽动人。

本草·腊梅

腊梅是早春的典型物候，花色似蜜蜡，清香四溢，不仅姿态妍好，也可入药。腊梅禀清冷之性，能清热解毒、理气开郁，可治疗暑热烦渴、胸闷脘痞、咽喉肿痛等病症。

第二节气：雨水

太阳位于黄经 330°，公历 2 月 18 ～ 20 日交节。

天街小雨润如酥，草色遥看近却无。

——唐·韩愈《早春呈水部张十八员外》

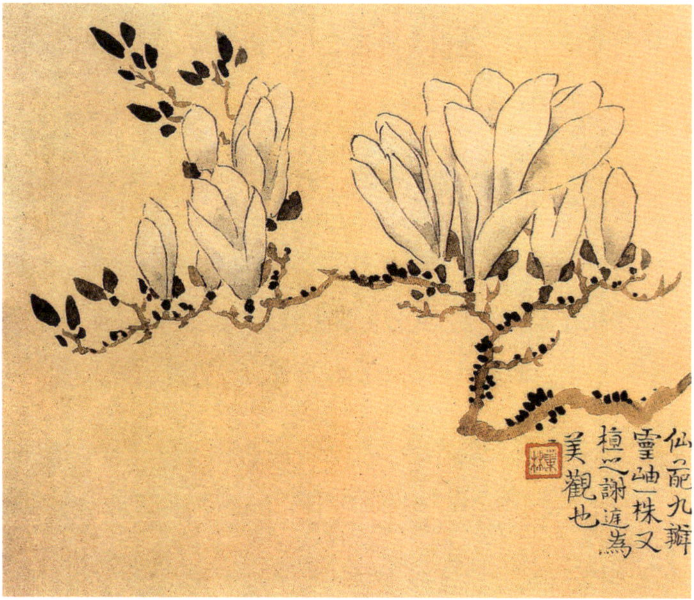

清·汪士慎·花卉图（局部）

雨水这一天，农耕要制订大春备耕计划，万物在“润物细无声”的春雨中孕育。当然，雨水这一天不一定会下雨，但气温会回升，一些地区雨量渐增。江河解冻，水獭比较容易捉到鱼，即“初候獭祭鱼”；春暖花开，大雁北归，即“二候候燕北”；雨水增多，草木发芽，故“三候草木萌动”。

民俗·回娘家

雨水时节一般适逢农历正月，正是走亲访友的忙碌时光。在传统习俗中，已婚的女儿都要回娘家，与女婿一起携带丰厚礼品拜见岳母、岳父，且岳父要回赠女婿一把雨伞以示雨水来临，注意防寒。

本草·辛夷

玉兰花开得早，农历正月、二月开始长出花骨朵，似带毛的小桃子。将此时的玉兰除去枝、梗后阴干，便成了中药——辛夷。辛夷气味辛香，味薄而散，性浮而升，能疗头面目鼻之病。

第三节气：惊蛰

太阳位于黄经 345°，公历 3 月 5～6 日交节。

众蛰各潜骇，草木纵横舒。

——魏晋·陶渊明《拟古九首》

平地一声雷，惊醒了蛰居一冬的万物，这是惊蛰时节特有的物候景象。惊蛰时的温度并不稳定，在阳光能够照射的地方可能会觉得很暖和，但到了背阴处，仍能感到深深的寒意。

民俗·蒙鼓皮

一声春雷，惊醒蛰虫。在古代，科技不发达，当时老百姓相信雷是由天上的雷神所掌管。这位鸟嘴人身的神会在每年惊蛰这一天敲击天鼓，产生隆隆的雷声，声震八方，蛰虫闻此而动，万物由此复苏。在天人相应思想的指导下，人们也在惊蛰这天蒙鼓皮，做大鼓，以期与天道相应，事半功倍。

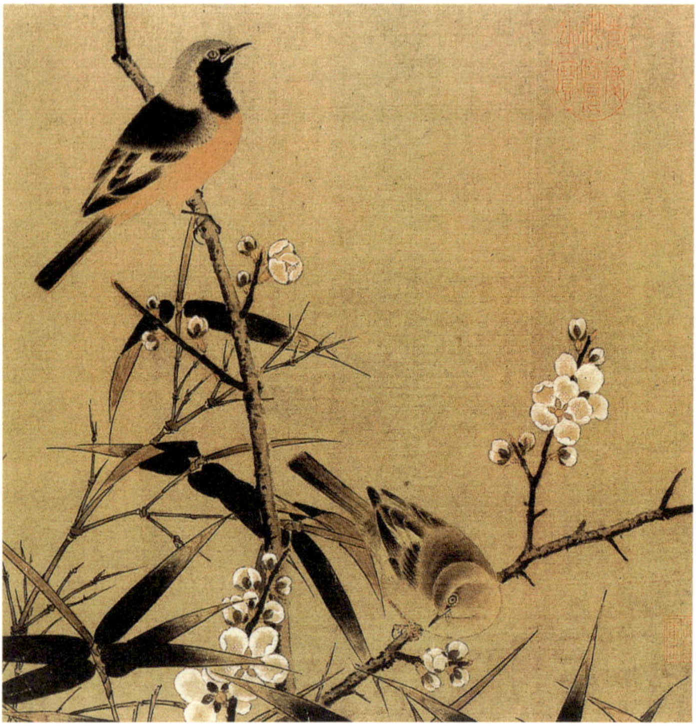

宋・佚名・梅竹双雀图

本草・连翘

连翘早春开花，香气清淡，满枝金黄，艳丽可爱。连翘花与迎春花“外貌”相似，但连翘花为四个花瓣，迎春花为六个花瓣。连翘果实可入药，有清热解毒、消痈散结的功效，多用来治疗外感风热或温病初起，以及热毒痈肿等病症。

第四节气：春分

太阳位于黄经 0°，公历 3 月 20 ～ 21 日交节。

青梅如豆柳如眉，日长蝴蝶飞。

——宋·欧阳修《阮郎归·南园春半踏青时》

春分时昼夜等长，之后白昼开始渐渐变长，黑夜开始渐渐变短。《春秋繁露·阴阳出入上下篇》说：“春分者，阴阳相半也，故昼夜均而寒暑平。”中医认为，春分时节正是调理体内阴阳平衡、协调机体功能的重要时机。

民俗·竖蛋

民间有“春分到，蛋儿俏”之语，是指这个节气中玩的一种趣味游戏。春分之日，取光滑匀称的新鲜鸡蛋一枚，小心竖于桌面上，使鸡蛋“站立”起来。

本草·桃花

金代时，一位因积证患腹泻的妇人求诸医诊治均无效，故而来拜访当时的名医张从正。张从正四诊合参后认为，妇人虽有腹泻的症状，实为便秘，故而应“攻下”祛邪为妙。就在张从正思索合适的方药时，庭院中的桃花香气扑人鼻窍，张从正灵机一动，就地取一些零落的桃花与白面调匀制成饼子，“文武火烧令其熟，嚼烂以米饮汤下之”。几天后，妇人疾病痊愈。原来，桃花味苦、性平，利大肠甚快，泻下通便，是针对妇人积证腹泻的妙药。

《神农本草经》认为桃花“令人好颜色”。桃花可泡水，可酿酒，有疏通经络、滋润皮肤的功效，对面部色斑、老年斑有效。然而，桃花虽然能够美容养颜，但是不能久服，否则易伤人。

第五节气：清明

太阳位于黄经 15°，公历 4 月 5 日前后交节。

听风听雨过清明，愁草瘗花铭。

——宋·吴文英《风入松·听风听雨过清明》

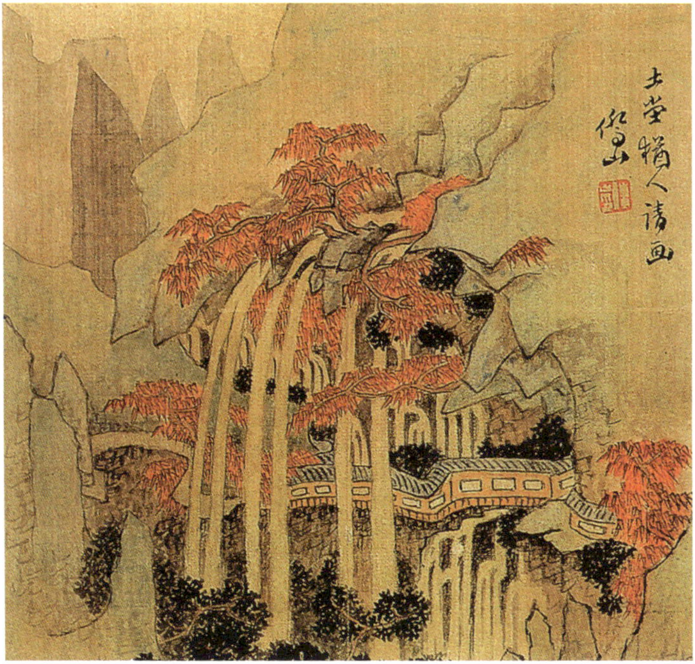

清·傅山·山水图

清明时节，天气变暖，雨水增多，气候潮湿。此时踏青探春、祭祀先人、插柳辟邪、谷雨食椿、赏花、爬山……民俗数不胜数。各类花卉竞相开放，杨树、柳树开始飘絮，故过敏体质者此时应注意防范花粉症、过敏性鼻炎及过敏性哮喘等疾病。

节日·寒食节

寒食节在冬至后一百零五天、清明节前两日。寒食节是中国传统节日中唯一一个以饮食命名的节日，自然有其独特的饮食习俗。寒食，顾名思义便是吃冷的食物，因为寒食节是为了纪念介子推被山火焚死而设，因此禁止生火，自然就没法吃上热食。

三国时期，曹操曾下令禁止寒食，强令为炊，也是出于对民众健康的考虑。后世的寒食节一般仅在清明前两日，象征性地断火寒食。

民俗·踏青

四月清明，自然界处处生机蓬勃，正是郊游的大好时光，人们走出屋子，感受春日的惬意，绿色植物似乎也有着和人一样敏锐的知觉，慢慢地复苏与生长，让诗意的春天充满了生命的色彩；此时另外一项重要民俗就是扫墓，以表达对祖先的“思时之敬”。

本草·艾草

清明前后，鲜嫩碧绿的艾草出现在田间地头。它气味清香、枝叶修长，江南人把它揉进糯米中做成艾叶粑粑，又叫清明果，是一种著名的节令性食品。艾叶味苦、辛，性温，不仅可入食亦可入药，有温经止血、散寒止痛、安胎的功效，也可用来泡脚、沐浴，以温通经脉。

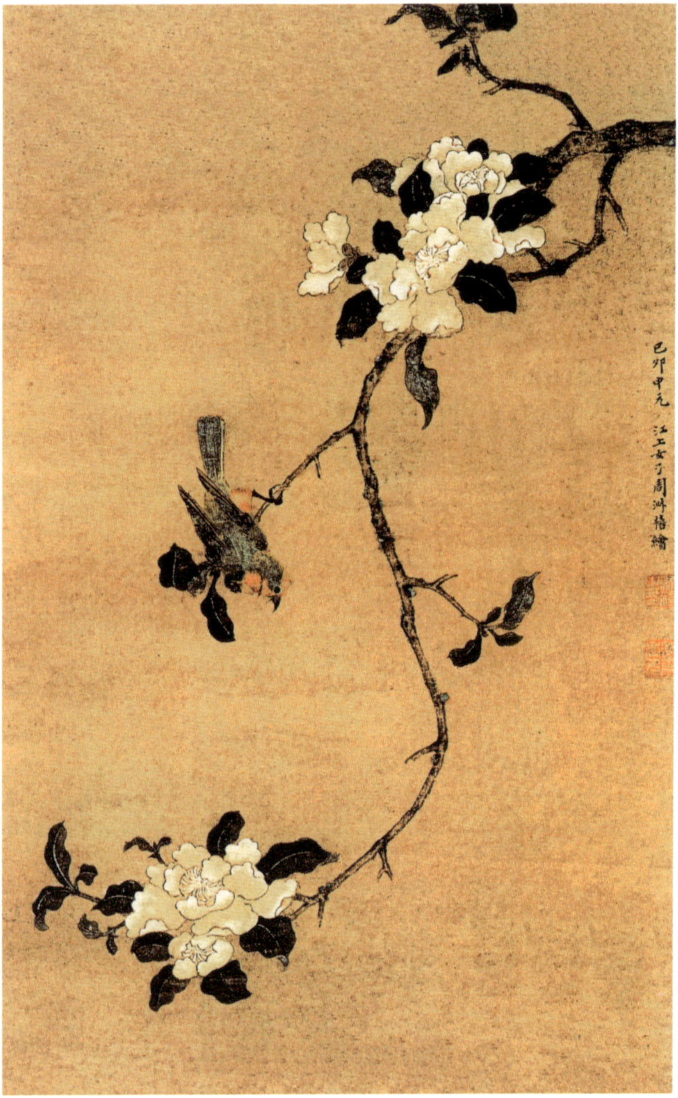

明 · 周淑禧 · 茶花幽禽图

第六节气：谷雨

太阳位于黄经 30°，公历 4 月 19 ～ 21 日交节。

春事阑珊酒病瘳，山家谷雨早茶收。

——明·方太古《谷雨》

谷雨源于古人“雨生百谷”之说，因为此时气温回升加快，雨水丰沛，利于农作物生长，是播种移苗、埯瓜点豆的好时节。谷雨时节降雨增多，空气湿度增大，中医认为脾喜燥恶湿，易被湿困，因此，这段时间宜在饮食中增加渗湿健脾之品。

民俗·饮茶

谷雨前后的茶叶老嫩适中，称为“谷雨茶”。唐代诗人齐己云：“枪旗冉冉绿丛园，谷雨初晴叫杜鹃。”谷雨时节，茶树的枝条上已经长出一片小叶，形状似旗，茶芽稍长，形状如枪，故诗中以“枪旗”代指谷雨茶。在春季最后一个节气里，泡上一杯“谷雨茶”，静坐安神，放下顾虑，用心品味那最后一段温馨的春日时光。

本草·浮萍

谷雨后降雨量增多，浮萍开始生长。浮萍是一种草本植物，浮生水面，叶子扁平，叶下生须根，可做药材、饲料或肥料。浮萍以带根全草入药，性寒，味辛，能发汗透疹、清热利水，主治表邪发热、麻疹、水肿等症。

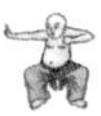

春季养生要点

经过冬季的休整，春季阳气升散、万物郁郁葱葱、蓬勃向上。春季正是养阳的季节，应免冠披发，松缓衣带，舒展形体，多参加室外体育活动，使自己的精神情志与大自然相适应，力求体能和精力充沛。人们应早睡早起，不要过分约束自己的性情，使得肝志内生。

要点1：食宜平补，增甘减酸

春天阳气升发，人体消耗大，可补充营养，使人体阴阳达到动态平衡。

饮食要贯彻以升为主的原则，也就是说，宜适当吃些能温补阳气的食物，比如韭菜，能够补肾温阳、益肝健胃、行气理血、润肠通便。春夏秋冬皆有韭菜，但以春韭的质量最好，叶鲜质嫩、美味异常，美食家们都以“青蒿黄韭试春盘”。

但春天整体应以平补为主，这是因为春天阳气升发、多风少雨、气候干燥，如果补得太过，很容易上火。

此时应少吃酸味，多吃甘味的食物。

春应于肝，中医认为酸味入肝，若春季再摄入过量的酸味，则会造成肝气过旺，反而伤及脾胃，妨碍食物的消化吸收。甘味入脾，最宜补益脾气，脾健又辅助于肝气，故此时应少吃酸味、多吃甘味的食物（不是指多吃糖）以滋养肝脾两脏，对防病保健大有裨益。

推荐春季多食山药、大枣，山药和大枣都是生活中常见的药食同源中药。山药性平，味甘，归肺、脾、肾经，具有补脾养胃、生津益肺、补肾涩精之功。大枣性温，味甘，归脾、胃经，有补脾益气、养血安神之力。

清明、谷雨期间，许多老年人总感觉到口中发苦，但又没有吃任何苦味的东西，连续很多天不能缓解。这是因为此为春应于肝，为肝气太旺所致。

《黄帝内经》记载："肝气热，则胆泄口苦。"因此，消除口苦需要泻肝胆之火热，可以喝菊花薏苡仁汤。

【菊花薏苡仁汤】

取薏苡仁50克，泡1小时以上，加火煎煮至熟软时，放入3～5朵干菊花，再煮5分钟即可。菊花性微寒，可泻肝火、清胆热；薏苡仁性凉，具有健脾清热的作用。

老年人由于脏腑功能逐步衰退，阳虚明显，春季宜多食平补甘温之物，如大枣、山药、莲子等。

对于上班族，尤其经常加班加点、超负荷工作的人群，在补阳气的同时，也要补阴，多吃山药、春笋、菠菜、韭菜、木耳、锅巴菜、木瓜、百合、枸杞子等。

春季多发流行性传染病，如麻疹、风疹、水痘、腮腺炎、禽流感等。一般来说，春季可以通过代茶饮来进行养生保健。

【代茶饮】

取桑叶3克，菊花3克，芦根10克，沸水浸泡，代茶饮。

【防风粥】

取防风、葱白、粳米适量，先把粳米淘洗干净，然后加入适量清水，熬成稀粥，再加入防风药液，最后放入葱白，文火稍煮后即可食用，亦可放入一些食盐，调成咸味粥。

春季容易多发口腔炎、口角炎、舌炎和某些皮肤病等，可多吃蔬菜和水果，及时补充维生素和微量元素。

要点 2：早春重春捂，晚春防春困

民间有“吃了端午粽，才把棉衣送”的谚语，实际上说的就是“春捂”。春季天气时冷时暖，温差较大，时常超出人体适应和调节的范畴；气温骤降后，如遇长期绵延阴雨，更导致气温难以回升。此时，如过早脱掉棉衣，人体难以适应，会导致抗病能力下降，病邪趁虚而入，易引发各种病毒性感

染，如病毒性疱疹、咽峡炎、流行性感冒、禽流感、急性上呼吸道感染等，也有可能导致旧病复发。

“春捂秋冻”顺应了自然气候的特点，也顺应了阳气生发的养生需求，但“捂”哪儿是有讲究的。立春后最应捂的是头颈、双脚和后背。《老老恒言》说：人体的血液循环下身要比上身差，更容易受到风寒侵袭，血流阻力增大，影响机体功能，导致各种疾病。所以“春捂”习惯要保持，衣服宜渐减，衣着宜“下厚上薄”。

小贴士：有心脑血管疾患的老人怎么“春捂”

如果有慢性脑供血不足、脑卒中等脑部疾病的老人，平素就有头重、头晕、行走不稳，应注意头部的保暖，避免冷风直接吹向头部，引起血管收缩，加重病情。对于有慢性呼吸系统疾病的老人应注意前胸后背的保暖，防止诱发旧病。对于有糖尿病足、糖尿病下肢神经病变以及痛风的患者要保证足部温暖。中医辨证属虚寒性体质人群可适当进食温补性食物，如大枣、桂圆、韭菜、牛肉、羊肉等。

但是，春捂也应该有度，应以自身感觉温暖，又不出汗为宜。当南方地区进入 3 月，或北方地区进入 4 月时，天气明显有些热了，如果还穿着棉衣，就会超过身体的耐热限度，体温调节中枢就会适应不了，同样对健康不利。尤其是长江流域，春季空气湿度较大，着装以宽松为宜，以利气血流通，别“捂”过了头。捂得太过，动则汗出，伤津耗液。

古人对于“春捂”曾有“春冻未泮，下体宁过于暖，上体无妨略减”之语，但在实际生活中也不可拘泥照搬，应根据个人情况增减衣物。

春末应注意防“春困”。谷雨是春季的最后一个节气，此时气温迅速回升，人会感到困倦、疲乏、头昏欲睡，出现人们常说的“春困”。中医理论认为，春困源于空气的湿度增加，引起身体“湿重”。人的脾脏主身体“运化”，春末潮气大、气压低，会削弱脾脏的功能，使身体里的湿气无法排出，因而让人感到困乏。

小贴士：佩戴香囊防春困

可以自制香囊装入衣服内，解除春困。

在这里给大家推荐两种香囊配方：一是冰片、樟脑各3克，高良姜15克，桂皮30克；二是川芎、白芷各10克，苍术20克，冰片3克。任选一种，将处方中的药物粉碎成细面，然后每次取药面3～5克，用布缝制成小袋，佩挂在颈上或缝于所穿的衣服上，15天换一次即可。

如果觉得自己做香囊麻烦，可以使用风油精、清凉油、香水、花露水等具有一定刺激或芳香味的物质，通过闻其气味来刺激神经，也可减轻困倦之意。

要点3：舒缓运动，养眼护肝

在《论语·侍座》中，孔子问各个弟子的理想。

孔子对其他弟子治国平天下的理想都未做点评，唯独赞叹曾皙的想法，可见在孔圣人眼中，能在春日怀着闲适的心情去沂水边沐浴春风、鼓乐咏歌是一件多么美好的事情。

春天天气渐暖，柳绿花红，景色宜人，适于开展户外运动。借春季肝气旺盛时，舒展筋脉以利四肢百骸。从城市嘈杂的环境中抽离，回归大自然，观赏绿色植物，呼吸新鲜空气，放松身心，岂不快哉。

现代人的压力比较大，脑力和体力消耗得都很快，尤其是脑力劳动者，由于大脑长期处于高度紧张的状态，对氧气的消耗速度加快，很容易造成大脑缺氧，从而出现头昏胸闷、疲惫嗜睡、反应迟钝、精力不集中等症状。

无论是处于疾病康复阶段的人还是健康的正常人，在春天，去天然森林或公园里踏青是十分有益的。森林被称为天然氧吧，因为那里空气中的负离子含量较丰富，负离子被誉为“空气维生素”。

去瀑布、溪水、喷泉的地方观赏植物更佳，因为这里的空气离子浓度更高。

切忌独居、默坐，免生郁结之气，妨碍肝气的舒发。适宜做一些节奏和缓、运动量不太大的项目，如传统功法中的太极拳、八段锦、易筋经、五禽戏等，或是放风筝、去公园赏景等。

适当的体育运动可以锻炼心肺功能，增加消化液的分泌，促进食欲，加强新陈代谢，使生命力旺盛，不仅可增强体质，充沛精力，还可延缓衰老，老当益壮。

运动强度要适当，不可过于疲劳，每天锻炼时间以 30 ～ 60 分钟为宜。若天气不好，遇大风、大雾、寒流等，则应在室内活动。

让自己活跃起来，伸伸懒腰、动动筋骨、出门走走都是迎接春天的好方法。顺应自然，在五行的盛衰中，随天地万物循环变换、生生不息。

肝藏血而能视物，长时间看书、电脑、电视，或者熬夜刷微博、朋友圈，玩游戏，都会造成用眼过度。不仅会影响视力，而且很容易引起肝血不足，常发生眼睛干涩、视物不清与运动不利、不耐疲劳等症状，以及精神情志异常、血液与津液运行阻滞、饮食消化吸收紊乱等肝主疏泄功能失调的相关症状。

护眼养肝，一可运目保健，即通过运睛、远眺、瞪目、顾盼、眨眼、虎视（即作“怒目而视”状）等动作，疏通经络、行气活血，以保护眼睛、增强视力、护肝养肝；二是对症下药。

【推荐药膳——护眼养肝的“杞菊猪肝汤”】

材料：猪肝500克，枸杞子15克，大枣20克，白菊花9克，玫瑰花3克，盐、胡椒粉适量。

做法：将猪肝清洗、收拾干净后切片，入冷水中焯；将焯好的猪肝和枸杞子、大枣、沸水一起放入炖锅内，如常法用小火煮20分钟，将熟时放入白菊花、玫瑰花，再煮5分钟，加盐、胡椒粉调味，制成药膳。

功效：滋补肝肾、补血益精，可有效减轻久视带来的视疲劳、视物模糊等症状。

小贴士：过敏体质的人要注意卫生

春分一过，江南一带的降水量开始迅速增多，进入了“桃花汛”，而北方尚处于“春雨贵如油”的“萌态”，享受着“春雨细无声”般的滋润。暖春时分，无论南北，皆守“阳生阴长”之规律，降水量增多，万物开始萌动。此时，不仅风邪、湿邪活跃了起来，各类花卉也竞相开放，杨树、柳树开始飘絮，故过敏体质者此时应注意防范。居住的地方要注意保持干净卫生，勤打扫居室卫生并经常消毒，保证室内空气干爽清新，对健康大有裨益。

要点 4：调养情志，疏肝解郁

《黄帝内经》提倡“恬淡虚无，真气从之，精神内守”。春天是养肝的最佳时机，若肝失疏泄，肝气上升太过或郁结不通，则会影响情志，表现为善怒或抑郁。

肝气不舒畅，甚至气行逆乱，会导致胸闷胁痛、胃痛腹痛、腹泻便秘、头痛头晕、面部色斑等病症。所以，保持乐观开朗的精神状态，调节抑郁、暴躁的情绪至关重要。

充分利用、珍惜春季大自然“发陈”之时，借阳气上升，万物萌生，人体新陈代谢旺盛之机，通过适当的调摄，使春阳之气得以宣达，代谢功能得以正常运行。

从养生保健角度来看，人的健康包括身、心两方面，一个人心态好、懂得宽容是机体和精神有效的保健方法。倘若经常和同事、邻里发生矛盾，为一点小事儿也要争吵，常常处于恼怒、焦躁、烦闷之中，或是处心积虑地琢磨如何对付别人，这不仅不利于解决矛盾和保证人体各系统的正常工作，而且不良心理和生理还会相互影响，削弱人体抗病能力，人为地为疾病侵入人体打开方便之门。

所以，培养自己宽容、豁达的心态，就会使浮躁不安的情绪趋于平和，达到阴阳平衡、气血调和的状态，从而消除矛盾，化解不良情绪。

夏

夏三月，此谓蕃秀。天地气交，万物华实，夜卧早起，无厌于日，使志无怒，使华英成秀，使气得泄，若所爱在外，此夏气之应，养长之道也。逆之则伤心，秋为痎疟，奉收者少，冬至重病。

——《黄帝内经》

草木争荣
夏日长

夏季是个浓墨重彩的季节，除了强烈的暖色调，也有令人宁静清爽的绿。一边是肆意挥汗如雨下，一边是亭中乘凉自逍遥。有的人喜欢夏天火辣的沙滩，将皮肤晒成古铜色，有的人却偏爱月下、竹林、深山、凉亭……把自己掩盖起来，独享幽静的纳凉处。

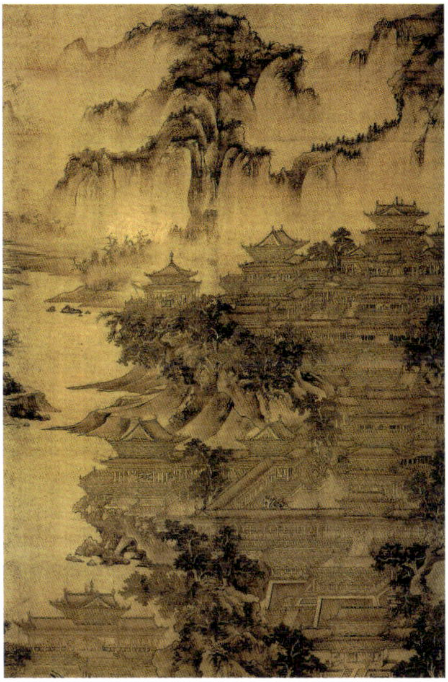

北宋·郭忠恕·明皇避暑图

从立夏开始往后的三个月，是一年中天气最炎热的季节。此时，人要与天地之气同生共长，按时作息，宜晚睡早起，戒骄戒怒。

在传统中医理论中，“夏应心而养长”，夏季养生的重点就在于养心，并注意护阳气，所以，立夏养生需以“心”为主。

夏季的六个节气分别为：立夏、小满、芒种、夏至、小暑、大暑。

第七节气：立夏

太阳位于黄经 45°，公历 5 月 5～7 日交节。

晴日暖风生麦气，绿阴幽草胜花时。

——宋·王安石《初夏即事》

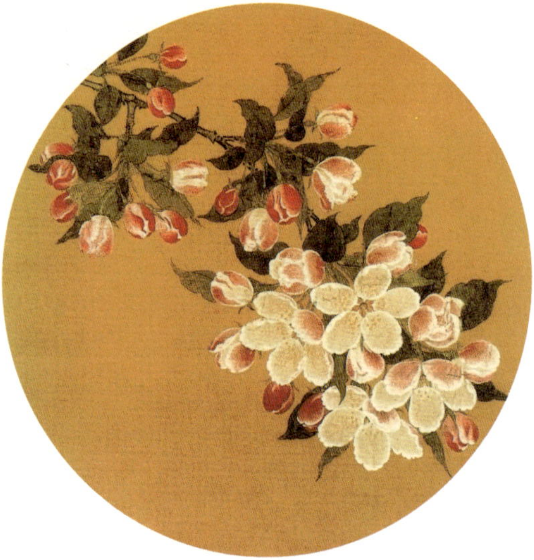

南宋·林椿·海棠图

立夏是一个重要的节气，标志着夏天要来了。立夏时节，古有三候“蝼蝈鸣，蚯蚓出，王瓜生”，有趣的是这三物都是中药，蝼蝈就是蝼蛄，性味咸寒，能利水通便，可用治水肿、瘰疬恶疮；蚯蚓，中药称地龙，有清热平肝、止喘通络之效；王瓜又名土瓜，张仲景《金匮要略》中就有土瓜根散，用治带下经水不利。

民俗·吃蛋拄心

江南地区民间有立夏日吃蛋拄心、笋拄腿、豌豆拄眼的习俗，“拄”有支撑之意，其目的是出于祈求心、腿、眼等重要部位健康无恙，防止生病，顺利度过炎夏。

本草·槐花

夏季槐花未开放时采收其花蕾，称为“槐米”；花开放时采收，称为“槐花”。中医认为，槐花味苦、性微寒，入血敛降，具有凉血止血、清肝泻火的功效。

第八节气：小满

太阳位于黄经 60°，公历 5 月 20 ～ 22 日交节。

最爱陇头麦，迎风笑落红。

——宋・欧阳修《小满》

小满是夏季的第二个节气，预示着夏季闷热、潮湿的天气将要来临。小荷才露，绿树成荫，小麦开始成熟，多雨的天气给万物以滋养，也预示着农作物进入了旺盛生长的季节。此时，夏熟作物的籽粒开始灌浆饱满，但尚未成熟，只是小满，故而此节气名曰“小满”。小满开始，要注意防热防湿。

民俗・祈蚕

相传小满为蚕神诞辰日，因此，旧时江浙一带会在此时举行“祈蚕节”。蚕丝是古代纺织业的重要原材料，养蚕需要把控好蚕室的气温、湿度，桑叶的冷、热、干、湿等，马虎不得。“祈蚕节”寄托了人们的美好心愿。

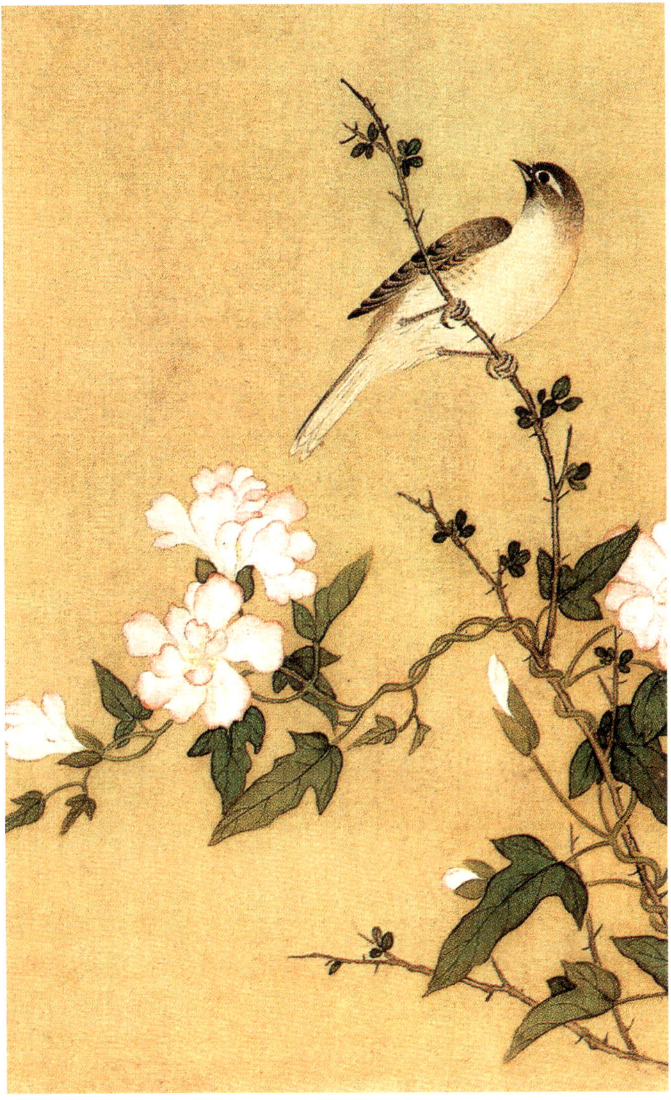

清·马荃·画眉牵牛图

本草·苦菜

古人说，小满有三候，分别是苦菜秀、靡草死、小暑至。苦菜是中国人最早食用的野菜之一，早在《诗经·采苓》中就写道："采苦采苦，首阳之下。"苦菜味苦、性寒，也是一味中药，具有清热解毒、破瘀活血、消痈排脓的功效。内服可用于治疗阑尾炎、肠炎、痢疾、急性盆腔炎、慢性盆腔炎、肺热咳嗽、吐血等，外用可治跌打损伤、疮疖肿痛。

第九节气：芒种

太阳位于黄经 75°，公历 6 月 5 ～ 7 日交节。

一把新秧趁手青，轻烟漠漠雨冥冥。

——宋·虞似良《横溪堂春晓》

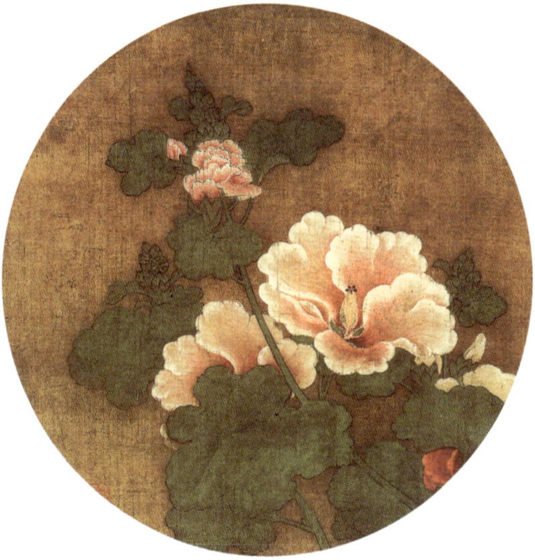

宋·佚名·蜀葵图

芒种时，麦子已由青黄变为金黄。“麦至是而始可收，稻过是而不可种”，时间在风吹麦浪的波涛中不知不觉地流逝着。芒种开始，我国大部分地区进入梅雨时节，雨量增多，气温升高，应注意防湿，饮食宜以清补为主。

民俗·送花神

我国古代民间有迎花神和送花神的习俗，迎花神在每年农历二月初二，这一天又称“花朝节”，而送花神则在芒种这一天。因为此时已快到农历五月，百花开始零落，百姓为感谢花神带来的美丽，在芒种日设案供物，焚香祭祀，为花神饯行。目前，在江西某些农村地区依然保留着这一传统。

本草·大麦

芒种就是“有芒的麦子快收，有芒的稻子可种”。刚收回来的麦子在这个季节食用好处非常多，大麦能消渴除热，益气调中。大麦茶是用沸水冲泡焙烤后的大麦，性微寒，有消暑热、止干渴的功效。大麦也可以用来煮粥，甘滑可口。

第十节气：夏至

太阳位于黄经 90°，公历 6 月 21 ～ 22 日交节。

洛下麦秋月，江南梅雨天。

——唐·白居易《和梦得夏至忆苏州呈卢宾客》

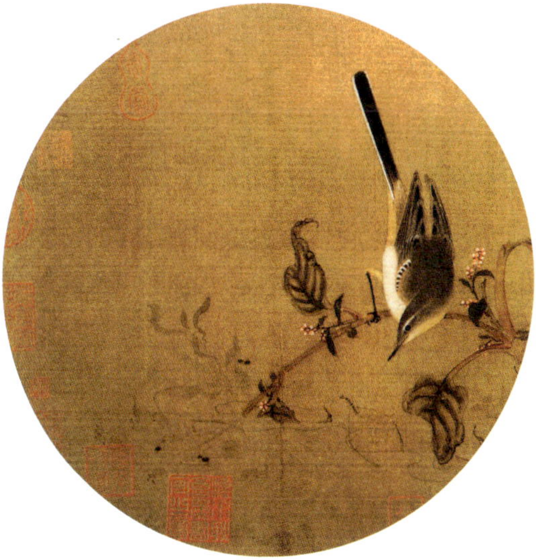

宋·佚名·红蓼水禽图

夏至是一年之中昼时最长、夜时最短的一天，也是阳气最盛、阴气始萌的一天，从这天以后到处暑，人们将会经历炎炎酷暑，生产、生活都会顺应着时节发生一些大的变化。

根据中医学“天人相应”的观点，此时人体阴阳之气也同样处于消长交接的状态，最具生长之机，此刻进补能大大提高进补效果。

民俗·吃面

夏至日到来时，人们一般要吃面食，特别是北方，家家户户都要吃过水面。一来夏至时节，小麦丰收，新鲜小麦做的面食筋道好吃，也有尝新之意；其次，在农业现代化程度不高、粮食产量较低的古代，面是粮食中的精品，是稀罕物，人们把吃面食看作是很神圣的事，是敬神的方式之一。

本草·半夏

半夏生于夏至日前后，因为此时正好是夏天过半，故得名。半夏的块茎可入药，有燥湿化痰、降逆止呕的作用，常用于治疗痰饮、眩晕头痛、呕吐反胃、痈肿痰核等病症。半夏有毒，内服需经过炮制，炮制品种有法半夏、清半夏、姜半夏等，功效各有侧重。

第十一节气：小暑

太阳位于黄经 105°，公历 7 月 6 ～ 8 日交节。

热散由心静，凉生为室空。

——唐・白居易《销暑》

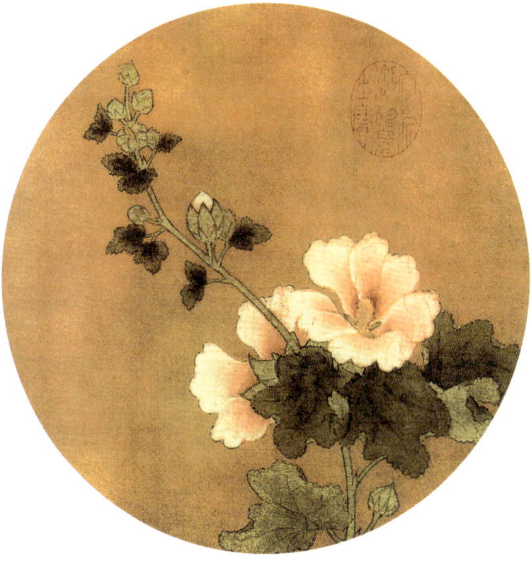

宋・佚名・芙蓉图

小暑时节，正值农历六月。农历六月是夏季农历的最后一个月，又称为“季夏”，也标志着“长夏”的到来。此时气温高，雨水丰富，阳光充足，是万物生长最茂盛的时期，农村多忙于夏秋作物的田间管理。小暑时由于出汗多、消耗大、湿气重，容易出现周身乏力、脾胃不和、手足水肿等症状。因此，人们在饮食方面应多吃一些解暑、健脾的食物。

民俗·天贶节

每年农历六月初六是我国传统节日天贶（kuàng）节。“贶”即“赐”，即天赐之节，一些地方有晒书画、晾衣物等习俗。传说，唐代高僧玄奘从西天取佛经返回，过海时经文被海水浸湿，于六月初六将经文取出晒干，于是，寺庙中便有了六月六晒经书的说法。在民间，人们也会趁着盛夏，把家里的东西拿到阳光下晒晒，不仅防潮防霉，还对健康大有裨益。

本草·藿香

藿香是一味芳香化浊、开胃止呕、发表解暑的良药。藿香在我国分布广泛，野生或半野生于山坡、林缘、溪流旁、灌木丛间。作为一种食用香草，它深受国人喜欢，用藿香炖鱼更是坊间独有的美味。但它不争大雅之堂，专入寻常百姓家，犹如小家碧玉之俏丽，引来文人雅士的赞许。

第十二节气：大暑

太阳位于黄经 120°，公历 7 月 22 ～ 24 日交节。

人感旧，情空切。
但岁寒松柏，相期茂悦。
好在莫偿尘土债，风流宁可金门客。
俯人间、大暑少清风，多炎热。
——宋·刘将孙《满江红·大暑》

小暑大暑都是暑热，只是程度有异而已，大暑比小暑更加炎热，在养生保健方面无须刻意区分。大暑天气炎热，饮食应以适量、清淡为宜，不要过于贪食生冷食物，可以吃一些清凉消暑的食品。去池塘里采些荷叶、挖些莲藕来食用，是这个季节不错的选择。

民俗·吃仙草

“六月大暑吃仙草，活如神仙不会老”。仙草又名凉粉草、仙人草，唇形科仙草属草本植物，是重要的药食两用植物。

它的茎叶晒干后可以做成烧仙草，广东一带叫凉粉，是一种消暑的甜品。烧仙草本身也可入药，它的外观和口味均类似于粤港澳地区流行的另一种小吃——龟苓膏，也同样具有清热解毒的功效。

本草·莲子

中国人自古爱莲，周敦颐的《爱莲说》中将荷花比作君子；“莲子”这个意象又与“怜子”相通，常被古人用来借物喻情。莲，又称荷，它的一身都是宝，其根莲藕、其实莲子、其叶荷叶、其花荷花，均是养生的佳品，又各有功效。

夏季养生要点

如何“养心”是夏季养生的关键。

莫嫌夏日长，万物只有充分接受太阳的照耀，才有足够的热量去迎接将来的寒冷。夏季的炎热是天地气交的动力，炎热使清气上升为云，云下落为雨，天地气交，万物呈现积极的生长代谢状态，自然界万物繁茂秀美。人在此时应喜而勿怒，静心养性，阴气得养，阳气得长，在夏日中成就身心的圆融。

要点1：冷热均衡，“个性”饮食

夏季饮食宜清淡，少食肥腻之物。白居易诗云：“午餐何所有，鱼肉一两味。”在炎炎夏季，可以选山药、薏苡仁、红豆等有润燥除湿功效的食药两用之品煮粥，时常食之，可健脾益气、利水消肿。

苦瓜、芥菜等苦味食物或西瓜、绿豆等寒性食物可经常食用，也可适当用些冷饮，但切忌因贪凉而暴食冷饮凉菜、生冷瓜果等。

一般而言，夏季炎热可食凉性食物，如“凉面”“绿豆汤”“冰镇饮料”等。然而，中医认为阴阳互根，“孤阳不长，孤阴不生”，如一味追求寒凉必伤身体，或导致内寒。所以，脾胃虚寒者在夏日食用温热的食物，不失为养生的好方法。

小贴士：夏季宜食过水面

做法：将面和水揉成面团，擀成薄面皮，再切成半粗面条，煮透心后捞入凉开水中浸约3分钟沥出，拌上喜爱的调料或蔬菜等，如酸辣汁、炸酱，不仅能满足人体对营养的要求，也可食酸固表。夏天吃过水面的好处在于通过这种特别的烹调方式，去除了面食煮制过程中附加的热性，给面食增添了阴凉的成分，却又不过分寒凉，且面条清凉爽滑可口、不凉不燥，很符合夏至护阳养阴的需要。

很多人都知道“冬吃萝卜夏吃姜，不用先生开药方”这句话。这里讲的生姜是温热的食物，夏天吃生姜是因为夏天脾胃阳气虚少，吃生姜可以温脾胃。同时，生姜还具有发散的功效，可以发散体表的阳盛，通过发汗来调节。

小贴士：夏季喝凉茶最好温着喝

夏季调心很重要，如何降心火？必须要把火往下引。心与小肠相表里，可让火从小肠而出。莲子心被专家们推选为祛心火的最佳食材，常用来泡茶饮。

白茅根有凉血止血、清热利尿的功效，如果孩子爱上火又常流鼻血，可以煮白茅根水给孩子喝，有丝丝甜小朋友也不会拒绝。白茅根既可以清热凉血，又可利尿通淋，如果和莲子心相配，对心火下移小肠比较适合。

大部分凉茶都含有“夏桑菊”，即夏枯草，可以明目、祛肝火；桑叶可清肺润燥，菊花有散风清热、平肝明目功效。在这三味药的基础上，加入莲子心更有清心除烦的功效。

人们喝凉茶可能存在一个误区，就是认为凉茶要凉着喝。实际上凉着喝并不能达到凉茶所起的清热功效，只有温着喝效果才是最好的。按照传统的方法，治疗一般疾病的凉茶以温服为宜，这样不仅可以减轻某些药物的副作用和不良反应，还可以减轻对胃肠道的刺激。

在广东，凉茶铺里，一大锅凉茶现煮现喝，热乎乎地喝下去，出一身汗，起到排湿的目的。

另外，喝凉茶期间还要“忌口”，应禁食辛辣、油腻等刺激性及难消化的食物。还有一些温性的水果也应避免，比如荔枝、龙眼、榴莲、菠萝蜜等。

其实，中医养生十分讲究因人而异。

如素体肥胖或喜甘味好饮酒者，体内必多湿，遇夏满之节，则发汗、利小便之法又当稍重于普通人，或煮扁豆莲子薏米粥，或饮淡绿茶等。

如素喜辛辣者，其气易浮散，于夏满时节尤为明显，多上热下寒，因此酸甘生津益气之办法，施用必频繁于常人，如饮酸梅汤，或食醋拌海蜇。

如重口味好咸者，因盐者渗血，血脉易于凝涩，故应常食黑木耳、黑豆。

其他如喜食肉者，消之以生山楂、白萝卜。

喜食面者，化之以生麦芽、莱菔子。

性喜思虑者，心脾易伤，夏季食欲更弱，可以轻苦微辛之品助心脾，饮如橙子生姜汁，可选西芹炒百合，再加山药粥。

动辄多怒者，肝气暴逆，到了夏季风火相扇，更易烦躁，应多食酸苦甘凉之味，食选凉拌醋苦瓜，饮取苦荞猕猴汁、菊花茶。

另外，《素问·脉要精微论》曰："彼春之暖，为夏之暑，彼秋之忿，为冬之怒。"《素问·阴阳应象大论》又曰："春伤于风，夏生飧泄。"故如遇不正非时之气，春天气候该温时而不暖，则夏满该热时也难暑，此时养生，饮食又当以辛甘之品如生姜、韭菜等，助阳生发长养为主。

对于春时因衣单而感风寒、夏季容易腹泻者，饮食当注重甘淡，扶助脾土、渗湿止泻，如白扁豆、山药、薏苡仁，可常煮食之。

要点 2：夜卧早起，谨防寒湿

《黄帝内经》认为，夏季养生应与夏气相应。夏季闷热，昼长夜短，夜间相对凉爽，人在夜间的睡眠应遵守“晚睡早起”的原则：最好在子时（晚上 23 ～ 1 点之间）阴气最盛时入睡，可使浮盛之阳借助半夜阴盛得以下潜深眠；在卯时（早上 5 ～ 7 点）起床，早起才能应和蒸腾易升之阳，入睡时不要长时间开冷气。

暑热易伤津耗气，人易疲劳倦怠，午间高温时段暑气旺盛不宜外出，中午应睡养生觉。午觉一般以 30 分钟左右为宜，可根据睡眠时间与白天劳动强度调整。

小贴士：夏季如何用空调

入夏后，应该在室内温度达到 30℃以上才使用空调，白天应该将空调温度控制在 25 ～ 28℃之间，夜晚睡觉时空调温度应调整到 28℃。室内与室外温差最好不超过 6℃，室温以人在日常生活、学习、工作状态下感觉舒适不出汗即可，如果在空调房内体感寒冷就说明温度过低了。另外，使用空调 2 ～ 3 小时，最好打开门窗通风 5 ～ 10 分钟，以保证室内足够的新鲜空气。

夏季雨水丰沛，雷雨夹着热浪说来就来。连绵的雨水，让木门窗呈现青霭之色，让阶庭铺上了绿苔，是谓“大雨时行，腐草为萤，土润溽暑”。暑热夹湿的结果最是伤脾，失之运化、升清之功能，使人浮肿、困倦、胸闷、头昏、厌食、关节疼痛不利等。

消暑不当，冰火两重天，是盛夏的普遍现象，热中之寒由此而生。清朝无名氏在诗中曰：“炎燠自难耐，茅外赤膊眠。三更频洞泄，道是中焦寒。”说自己受不了炎热之苦，赤身裸体睡在房外草地，半夜突然频频拉肚子，想必是脾胃受了野风寒凉。

要防止湿邪侵袭，在居住环境上要切忌潮湿，居室一定要做到通风、防潮、隔热，如果室内过于潮湿，空气污浊，不仅家具、衣物会发霉损坏，还会损伤人体阳气。

夏天室外活动时容易出汗，毛孔都是张开的，如果立即进入温度低的空调房，风寒之邪就会如同进入无人之境，直接侵袭肌肤、筋脉、骨节，若寒气得不到及时排出，更会侵犯五脏六腑，耗损脏腑阳气，产生各种病症。

要点3：运动宜缓，适度出汗

夏季暑热使毛孔张大，可将相当一部分的病邪通过“微汗”的方式发散出去，晨间及傍晚慢跑、快走、做早操、高抬腿、跳广场舞等是适合各年龄段人群的运动。运动休息后宜补水、换湿衣、洗温水澡。

夏季应“心”，中医认为“汗为心之液”，故有“汗血同源”之说。有的人用蒸桑拿在短时间内提升体温来促排汗，这些迫汗外出的方式耗气伤津，是在损耗人体的正气，让暑湿之邪有可乘之机！暑热伤津，所以夏季运动强度要适当降低，活动量也应适当减少。一般来说，运动时间以 30 ～ 60 分钟为宜。

适度运动可以顺应阳气的向上升发，使之不受阻碍，助人体气血通畅。但热盛至极，气温过高时，如果汗出过多，反而会耗散阳气，同时也损耗阴气。

运动后注意补充水分、盐分，避免出汗过多，血液黏稠度增加，容易导致心脑血管疾病的发生。也可自备一些降温止渴生津的养生饮品，比如绿茶、绿豆汤、酸梅汤等，饮淡盐水也是不错的选择。

小贴士：制作酸梅汤

酸梅汤的制作方法很简单，大家可以在家自己熬制：

乌梅 10 颗，干山楂 20 片，甘草 10 片，冰糖 50 克，水 2 升，桂花少许。

乌梅、山楂、甘草冲洗几遍后凉水浸泡半小时，放入砂锅，倒入 2 升凉水。大火烧开后，转小火继续熬 1 小时，放入冰糖，融化拌匀后即可关火。

喝时倒入杯中，放入少许干桂花即可饮用。

运动出汗后不要立即吹空调、吹电扇，或用冷水冲头淋浴，要耐心等待汗退、汗消。运动后避免一次性喝大量水，因为这很容易导致水中毒，尤其要避免大量喝冷饮，因为这样会影响食欲，重者可导致胃炎等。

建议多进行室内运动，而且最好在晨起或傍晚气温较低的时间，不要在阳光下运动，避免中暑。

总之，夏季应把握缓慢、少汗、低温下运动的原则。

要点 4：使志无怒，静以养心

《黄帝内经》中说："使志无怒，使华英成秀。""华英成秀"原指草木开花荣美之貌，在这里形容人绽开美好的笑容。意指在夏季养生应该注重保持一种轻松喜乐的心情。

夏季要保持心情快乐舒畅，不要动怒。南梁的医学家、养生家陶弘景在《养性延命录》中说："静者寿，躁者夭。"把情绪的稳定、心中的宁静，看成是健康长寿的关键。

要学会控制情绪，尤其是控制负向情绪。心中不宁静，急躁易怒往往会造成健康的失调、疾病的发生、家庭的失和、社会的不安定。当遇到不痛快的事情时，切忌大怒，因为情绪波动太大，伤心更伤身。最好的方法是回避，暂且搁置，等冷静后再去处理。

对外界事物要有浓厚的兴趣，以利于气机的通泄。具体来说，可以让自己多学习一些陶冶情操的技能，如演奏乐器、练习书法、做静心瑜伽等，这些兴趣爱好都能颐养心神，很好地契合夏季养心的理念。

俗话说“心静自然凉”，可以通过听舒缓的轻音乐，缓解不良或烦躁的情绪。闭目养神或静坐沉思也是不错的消除烦闷的方法。

知识点：中医才有“长夏”

长夏是中医文化中一个特有的季节划分，中医理论认为，一年为春、夏、长夏、秋、冬五季，在“天人合一”的中医学理念下，五季与五行、五脏相配，成为一种基本理论，强调人与大自然的关系。长夏对脾胃有健旺作用，首见于《黄帝内经》，它是中医医学思想和理论的源泉。

燥虽为秋季正常所主之气，但长夏时民间有“秋老虎”的说法。形容此时我国大部分地区，仍为长夏暑湿气候主令，而到了处暑节气才表示炎热湿闷的暑天已经远离了。这种天气的冷热变化，以湿为主要特征，故此时要注意防暑、防湿、防寒。

长夏易耗“脾气”，多汗则亏“胃津”，人易疲乏、口渴，或患暑病；若乘凉或饮冷过度，常伤“脾胃”，可出现胃痛、泄泻或感冒等病症。

所以，长夏“脾胃”虽然旺盛，若不护养也会损伤而致病，应该像《黄帝内经》中所指出的要“法于阴阳，和于术数，食饮有节，起居有常，不妄作劳”。

小贴士：如果湿邪困着体内，其表现有哪些

湿困肌表时，则头昏沉重，如有物裹，周身酸困，四肢沉重。

湿困经络则引起阳气不通而致关节沉重、疼痛、肿胀、麻木。

湿阻胸胁则胸闷不舒。

湿困脾胃则胃脘痞闷、食欲不佳、呕恶、腹泻、大便黏腻。

湿困下焦则小便短涩、淋沥不爽。

被湿所困者大多都不喜欢饮水和吃水果。

余暑未尽，吃些苦瓜可以消暑开胃、清热解毒。因此，每年这个时候，中国人的餐桌上都会出现这道时令菜——

【苦瓜炒蛋】

食材：苦瓜1根，鸡蛋2枚，红辣椒、盐、白糖、食用油、料酒适量。

做法：先把鸡蛋加入盐、糖、料酒打成蛋液；苦瓜洗净切片，用盐腌上10分钟，挤出苦汁后放入蛋液中，搅匀；锅内放油烧至七成热时，把苦瓜和蛋液一并放入锅中翻炒，出锅前加些切好的红辣椒丝即可。

小贴士：远离湿邪侵袭的小妙招

1. 减少思虑。思伤脾，脾气虚弱，则不能很好地运化水谷。

2. 合理饮食，谨防病从口入，食寒饮冷、肥甘厚味，把水果当饭吃，这些都会让湿气加重。一天喝八杯水的定量方式不可取，每个人对水的需求量不同，喝过量的水既加重肠胃负担，又加重湿邪。可以听从身体的呼唤，口渴时再喝水，每次少量慢饮，并尽可能喝温开水。

推荐药膳——扁豆薏米粥

【材料】白扁豆30克，炒薏苡仁30克，大米100克。

【做法】将白扁豆、炒薏苡仁冷水浸泡2小时，再与大米一起煮至薏苡仁软烂后食用，可在早、晚餐各食1碗。

【注意】薏苡仁请务必煮至软烂，否则食后反致胃痛、胃胀等不适。如用于祛湿热，可用生薏苡仁，多适用于各种皮肤病属湿热型者。

3. 适度增强运动，帮助水湿运化。

4. 现代人生活、工作压力大，精神紧张容易引起人体内分泌失调，体内代谢紊乱易增加湿浊之气。宜保持身心放松，适时调节紧张情绪。

推荐祛湿穴位——阴陵泉穴

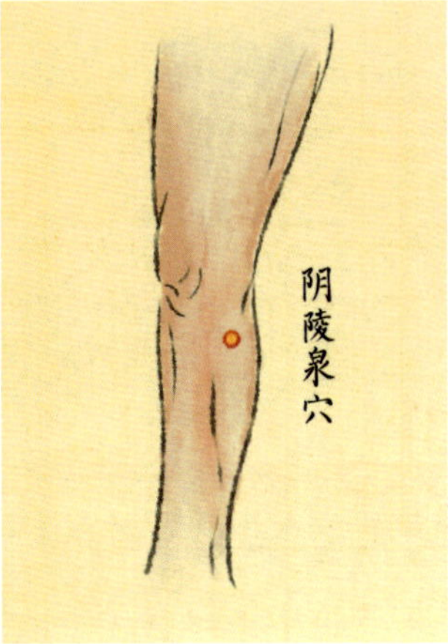

位置：阴陵泉位于小腿内侧，膝下胫骨内侧凹陷中，与足三里相对。

作用：此穴是脾经的合穴，有健脾化湿、通利三焦、调理膀胱的作用。

取穴方法：正坐屈膝或仰卧位，用拇指沿小腿胫骨内缘由下往上推，至拇指抵膝关节时，在小腿胫骨向上弯曲处可触及一处凹陷，便是阴陵泉穴。

四种简易法激活阴陵泉穴

按摩：用手轻握膝下处，屈曲大拇指，以指腹或指关节由下向上用力揉按（或左右拨动）阴陵泉穴，以指下有明显酸胀感为度，每天早晚各 1 次，每次左右穴位各揉按 5 ～ 10 分钟。

拔罐：选择适宜体位，用闪火法将罐吸拔在阴陵泉处（此处肌肉较少，宜用小罐操作），夏天留罐 3 ～ 5 分钟，冬天留罐 5 ～ 8 分钟。具体视个人情况而定，若皮肤较敏感则应缩短时间。

刮痧：在局部涂抹润滑剂后用刮痧板（没有也可以用牛

角梳、家用厚汤匙、瓷碗边等质地坚硬、边缘圆钝之物代替）顺着脾经走向由下向上刮，不可来回刮。3～7天一次，每次3～5分钟，以皮下微微发热或出痧为度，力度宜柔和。

艾灸：将艾条点燃对准阴陵泉穴，距离皮肤3～5厘米进行熏灸，以皮肤有温热感为度，每次双侧各20分钟左右，注意防止烫伤。

其他祛湿穴位保健

①取位于人体小腿前外侧外踝尖上8寸左右的丰隆穴；②取小腿后正中肌肉最隆起部位下方的承山穴。这两个穴位，分别是足阳明胃经和足太阳膀胱经的穴位，前者重在祛痰，后者重在除湿。每天以手指按揉上述两个穴位3～5分钟，可以起到很好的健脾和胃、祛痰除湿的作用。

秋

秋三月，此谓容平。天气以急，地气以明，早卧早起，与鸡俱兴，使志安宁，以缓秋刑，收敛神气，使秋气平，无外其志，使肺气清，此秋气之应，养收之道也；逆之则伤肺，冬为飧泄，奉藏者少。

——《黄帝内经》

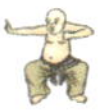

秋到人间烟火天

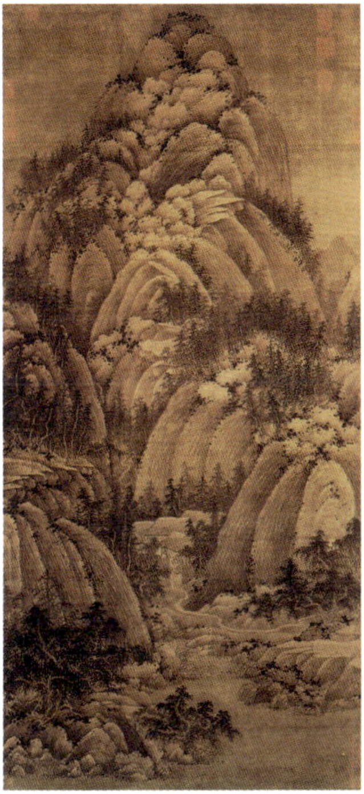

五代·巨然·秋山问道图

秋季悄然而至时，已是中国的农历七月。农历七至九月间，是中国的秋季。这三个月，气候由热转凉，万物成熟收获，阳气渐收，阴气渐长，自然界万物开始由“生长”向“收藏”转变，人体阴阳的代谢也进入了阳消阴长的过渡。

因此，不论饮食起居、精神情志、运动锻炼，都体现在“收”字上。

这时，没有冬季的寒冷，少了夏季的炎热，满目都是丰收的稻蔬瓜果，是个让人心旷神怡的大好时节。整个夏季，因炎热少食的人们，便可以在这个季节好好食补，为应对寒冷的冬季奠定良好的基础。

二十四节气中，有六个节气在秋季，分别为立秋、处暑、白露、秋分、寒露、霜降。

第十三节气：立秋

太阳位于黄经 135°，公历 8 月 7 ～ 9 日交节。

睡起秋声无觅处，满阶梧桐月明中。

——宋 · 刘翰《立秋》

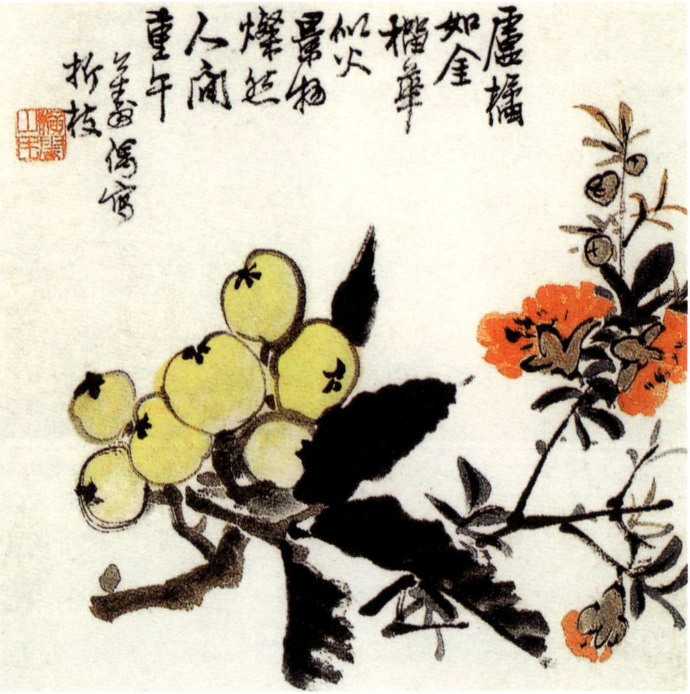

清 · 胡公寿 · 花果树石图（局部）

大暑之后，时序到了立秋，提示秋季到来。民间有“立秋之日凉风至”之谚语，立秋是天气由热转凉的标志，此时阳气渐收，阴气渐长。但因我国地域辽阔，各地纬度、海拔高度不同，尚未退散的盛夏余热，再加上“秋老虎”肆虐，人们依然会感到炎热。

民俗·晒秋

每到立秋，就意味着果蔬的成熟。在我国江西、湖南、安徽等南方省份的山区村民往往会在此时“晒秋”，即利用房前屋后及自家窗台、屋顶等地架晒玉米、辣椒、各种瓜果等农作物，五彩斑斓，洋溢着丰收的喜悦。

还有的地方流行立秋吃“渣”，“渣”就是用豆末和青菜做成的小豆腐，并有“吃了立秋的渣，大人孩子不呕也不拉”的俗语。

在江南杭州一带，立秋日吃西瓜、食秋桃。而且，吃完秋桃后还要把核留起来，等除夕这天，把桃核丢进火炉中烧成灰烬，当地百姓认为这可以免除一年的瘟疫。

本草·石榴皮

南方气候潮湿，蚊虫较多，石榴皮有杀虫的作用，所以能用来驱虫防疫。除此之外，石榴皮还能涩肠止泻，用于治疗久泻、久痢等病。石榴皮是将石榴的果皮干燥后入药，而它的果肉能生津止渴，同时含有丰富的营养物质，可以软化血管，降低胆固醇，还有解酒的功效。

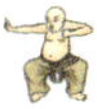

第十四节气：处暑

太阳位于黄经 150°，公历 8 月 22 ～ 24 日交节。

空山新雨后，天气晚来秋。

——唐·王维《山居秋暝》

处有“消止、隐退”之意，如《月令·七十二候集解》所说的“暑气至此而止矣”。处暑一到，意味着人们终于要和酷热说再见了。从这时候开始，居住在北方的人们会先感受到由夏转秋的凉意，此时昼热夜凉，为阳气的收敛创造了良好的条件。

民俗·安度秋刑

秋天生机骤减、万物萧瑟，人们的情绪也难免跟着低落，进而影响身心健康，中医将其形象地称为“秋刑”。秋雨过后，景色宜人，与亲朋好友登高远眺，既能观初秋美景，又可强健身心。

南宋·林椿·果熟来禽图

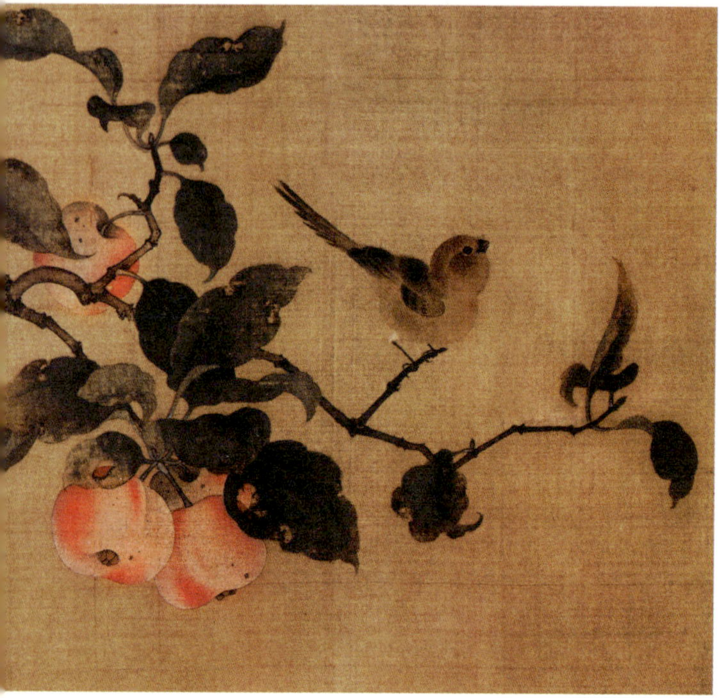

本草·梧桐叶

中国的古人认为秋禀西方之金气，主肃杀与零落。风至秋而清，月至秋更明，叶至秋则纷纷落，所以有“一叶知秋”的典故。据说清代医家叶天士受梧桐叶落下的启发，运用其禀金气肃降之性，治好了妇人难产。梧桐叶味苦、性寒，可祛风除湿、解毒消肿，也是治小儿泄利的良药。

第十五节气：白露

太阳位于黄经 165°，公历 9 月 7 ～ 9 日交节。

露从今夜白，月是故乡明。

——唐·杜甫《月夜忆舍弟》

中国的古人往往用带有美学意象的眼光看待世间万物。就像到了这个季节，露水凝聚阴气而色白，成为最具代表性的物候特征，故以为节气之名。且古人又以白色配属西方和秋季，这么一看，更是名字与时节相得益彰。《诗经》云："蒹葭苍苍，白露为霜。所谓伊人，在水一方。"吟唱的正是此时秋意中的爱情与思量。

"白露"是反映自然界气温变化的节令。露是"白露"节气后特有的一种自然现象，正如《礼记》中所云的："凉风至，白露降，寒蝉鸣。"白露过后，天气干燥，雨水渐少，昼热夜凉，寒热多变。

节日・中秋节

中秋节，又称月节、仲秋节、团圆节。因在农历八月十五，故又称八月半。赏月是中秋节必不可少的活动之一，中秋时节寒暑不偏，气候爽宜，最适合赏月、玩月。民间互赠月饼，一般吃月饼时都要均匀地切成若干份，按家中人口平分，象征着团圆、团聚。农历八月又称桂月，是赏桂的好时节，中秋有品桂花酒的习俗。中秋赏月、吃月饼、品桂花酒既满足了口腹之欲，又充满了诗情画意。

民俗・十样白

每年阳历的九月初，白露不期而至。草叶上的露水因秋夜的寒凉而凝结成白色的霜，便是白露的由来。

民间也非常喜爱白露这个节气，因为凉爽的秋风悄然而至，炎热的夏天就要结束了，秋始白露，白露为秋。

在我国大部分地区，特别是江浙一带，有“白露食白”的民俗，它是众多节气民俗中最为有趣的一个，与养生保健密不可分，自古延续至今。

古时，白露这天像过节一样，人们会上山采集一些比较熟悉的带“白”的草药，如白茅根、白芍、白茯苓、白术、白及、白芍等，也有人会买一些带“白”字或色白的药食两用植物，如白百合、白山药、白萝卜、白扁豆等，与白毛鸡

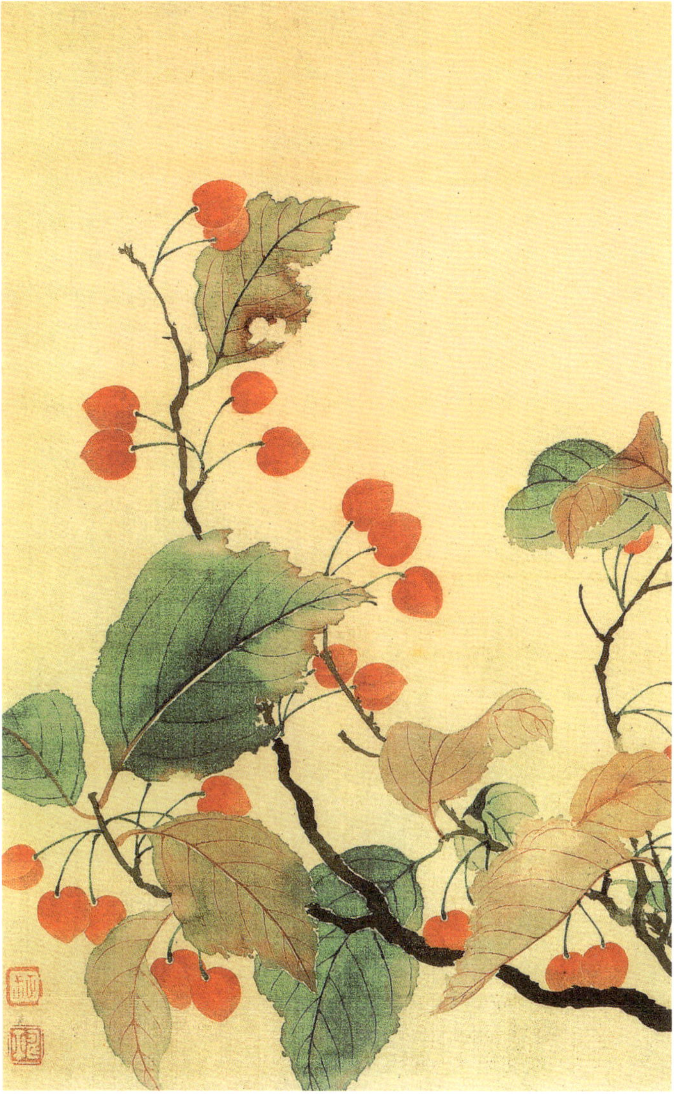

清·恽寿平·秋海棠

或白毛鸭一起炖食，俗称“十样白”，可以润肺，抗秋燥，适宜秋天滋补。

本草·露水

据李时珍《本草纲目》记载：露水味甘、性平，无毒，“露者，阴气之液也，夜气着物而润泽于道旁也”。古人根据形成之处的不同，将露水分为“百花上露”“柏叶上露”“韭叶上露”等。据文献记载，“百花上露”可以美容，“柏叶上露”能够明目，而“韭叶上露”有减轻白癜风症状的作用。

第十六节气：秋分

太阳位于黄经 180°，公历 9 月 22 ～ 24 日交节。

风清露冷秋期半，凉蟾光满，桂子飘香远。

——宋 · 谢逸《点绛唇》

清 · 倪耘 · 花果虫草图（之二）

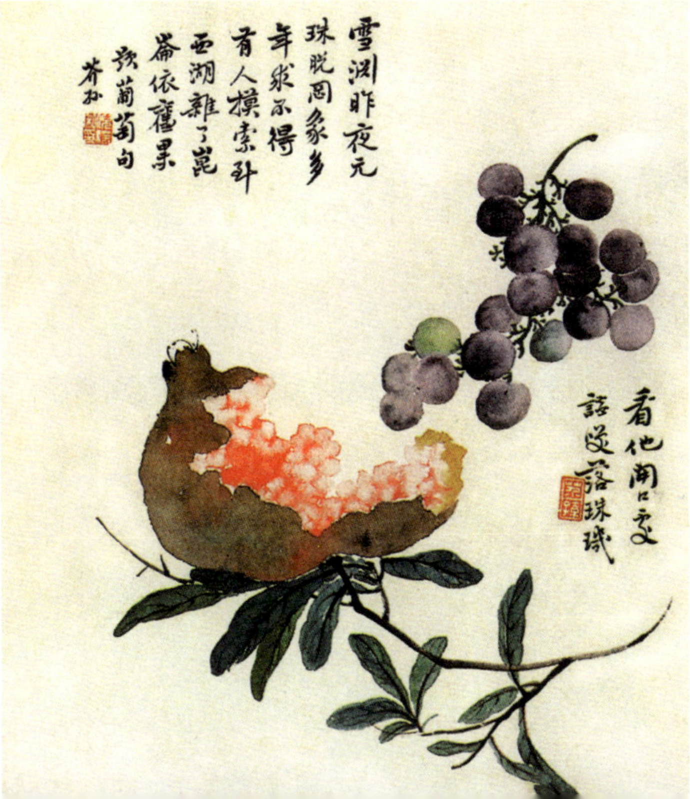

秋分之“分”为“半”之意，秋分者，阴阳相半也，除昼夜均而寒暑平外，也有平分秋季之意，此时天气风和日丽、秋高气爽，丹桂飘香，蟹肥菊黄，说不尽的美好宜人。古人认为雷的产生是因为阳气盛，但秋分后阴气开始旺盛，所以不再打雷了。

民俗·吃秋菜

在我国岭南地区有“秋分吃秋菜”的习俗，“秋菜”是一种野苋菜，细而嫩绿，大约相当于人手掌的长短，当地人又称之为“秋碧蒿”。将秋菜采回后，多与鱼片做成滚汤，称为“秋汤”，人们认为“秋汤灌脏，洗涤肝肠。阖家老少，平安健康”。

本草·桂

7～8月间剪取桂树的嫩枝，截成长约15厘米或30～100厘米的小段，晒干。其气味辛温，可利关节，补中益气。

第十七节气：寒露

太阳位于黄经 195°，公历 10 月 8～9 日交节。

萧疏桐叶上，月白露初团。

——唐·戴察《月夜梧桐叶上见寒露》

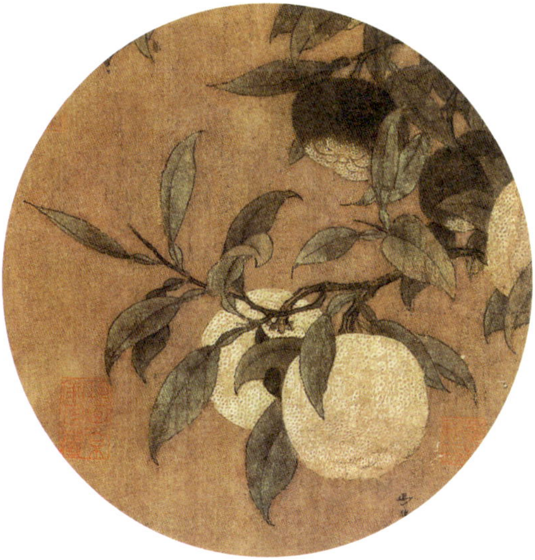

明·马麟·橘绿图

秋分后十五日，斗指辛，为寒露，言露冷而将欲凝结也。寒露时，太阳达到黄经 195°，寒意愈甚，露水愈多。中国北方已是一片深秋之景，东北、西北之地甚至已迎来了冬季，南方也秋意渐浓，蝉噤荷残。这一节气是气温由凉变寒的转折点，民谚有“先白后寒”之说。

节日·重阳节

重阳节是中国的传统佳节，这一天人们外出登高赏秋，或与亲友宴饮。中国政府还把重阳节定为“老人节”，所以这又成为敬老、爱老的新民俗。

寒露节气寒意渐浓，最容易发生呼吸道疾病和心血管疾病，因此要注意调整作息时间，早睡早起；饮食有节，养阴润燥；防寒保暖，适当运动。

民俗·不露脚

民间有“白露身不露，寒露脚不露”的养生保健谚语。寒露时节，我国东北和西北地区已进入或即将进入冬季。天气由凉转冷，入夜更是寒气袭人。“寒露脚不露”告诫人们寒露过后，要特别注重脚部的保暖，应穿上保暖性能较好的鞋袜，切勿赤脚，以防“寒从足生”。

本草·茱萸

“插茱萸”是重阳节的习俗之一，重阳节正是茱萸成熟之时，茱萸又被称为“辟邪翁”，中国古人喜欢在重阳节当天头插茱萸或身上佩戴茱萸以驱邪。茱萸有吴茱萸、山茱萸、食茱萸和草茱萸之分，重阳节插的是吴茱萸。在四种茱萸中，山茱萸与吴茱萸是中医里常用的两味中药，两者在功效上有很大区别，山茱萸善于补益收敛，而吴茱萸则常用于温里散寒、降逆止呕。

第十八节气：霜降

太阳位于黄经 210°，公历 10 月 23～24 日交节。

霜降水返壑，风落木归山。

冉冉岁将晏，物皆复本源。

——唐·白居易《岁晚》

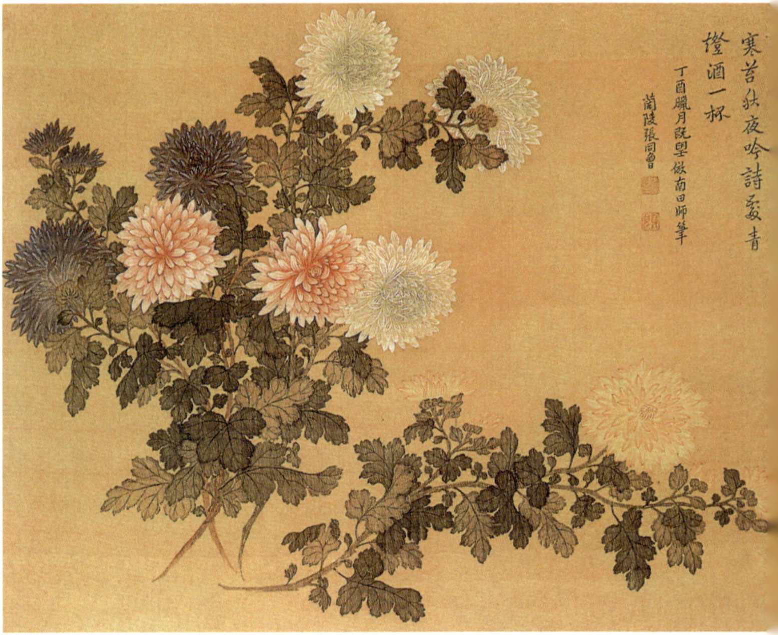
寒苔秋夜吟詩發青
燈酒一杯
丁酉臘月既望做南田师筆
蘭陵張同曾

清·石涛·菊花图

“气肃而霜降，阴始凝也。”霜降时，冷霜初现，秋去冬来。我国黄河流域的千里沃野上，开始出现一片银色冰晶熠熠闪光。在气象学上，一般把秋季出现的第一次霜叫作“早霜”或者“初霜”“菊花霜”，此时草木枯黄摇落，蛰虫咸伏。同样是结在地面的露水，寒露后则更冷，即将成霜，所以寒露之后的节气即为霜降，霜降也是秋季的最后一个节气。

民俗·吃红柿子

在中国南方某些地区，霜降时节要吃红柿子，在当地人看来，这样不但可以御寒保暖，同时还能补筋骨，是非常不错的霜降食品。中医理论认为，柿子有润肺养阴、清热生津、化痰止咳的功效。

谚语有“补冬不如补霜降”的说法。羊肉、狗肉虽然具有很强的补益作用，但这些食物是冬季进补的佳品，并不适合秋天吃，此时适宜食用鸭肉、兔肉、鸽肉、甲鱼、海参等。

本草·菊花

古有“霜打菊花开”之说。霜降之时，青青草木都开始凋零，唯有遍地菊花开得正盛，故菊花又被称为“候时之草”，是生命力顽强的象征。在中国古人眼里，菊花不仅漂亮，还被视为“不老草”“延寿客”，有更深层次的文化意义。

我国古人有在屋舍旁种菊花和茱萸的风俗，用以驱风逐邪祛寒。

菊花的品种很多，药用菊花分黄菊花、白菊花和野菊花三种：黄菊花善于疏散风热，多用于风热感冒；白菊花善于平肝明目，多用于肝阳上亢、目赤肿痛；野菊花善于清热解毒，多用于热毒疮疡肿痛。菊花气味芬芳，绵软爽口，是入肴佳品，长期食用有“利血气、轻身、延年”等功效，食用时以白菊花为佳，如杭白菊和黄山贡菊等都是上品。

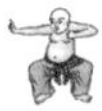

秋季养生要点

人体经春夏长足萌发之后，由此进入收藏之时，此时对阴精一类物质的需要量增加，如果阴精充足，则能为入冬后的潜藏提供良好的物质基础。故有养生家提出“秋冬养阴”的养生观念，即秋天要把保养体内的阴气作为首要任务，以顺应秋季的气候特点，减轻秋季肃杀之气对人体的影响。

要点1：养阴润燥，食酸敛肺

秋分是秋季的第四个节气，也是自然界阴阳转换的一个关键转折点。秋分平分了秋季，我们生活的北半球开始因远离太阳，而阳衰阴长，气候由热转凉，空气也逐渐干燥起来。

一般来说，秋季清肃少雨，叶落果熟，草木凋零，因而秋凉而劲急干燥。如北方地区秋季雨水很少，燥之气太过，超出了人体耐受的程度或因体质因素，侵犯人体健康，而为燥邪。

燥为秋之主气，不同节气的“燥”也各有不同。

初秋时节，夏季余热尚存，气温较高，与燥邪相结合成温燥；时至深秋，天气转凉，易与燥邪结合形成凉燥。

秋分之燥不同于白露之燥，秋分之燥属于凉燥，而白露之燥属于温燥。

中医讲“燥易伤津”，秋燥最易损伤机体津液，导致口咽干燥、唇鼻干涩、皮肤皲燥、干咳少痰、舌苔少津等症状。因此，饮食多选择清润之品，以滋润脏腑、养阴生津，如银耳、蜂蜜、芝麻、莲藕、百合、木耳、莲子、荸荠、冰糖、豆芽、粳米等，少吃煎炸辛辣之物，不宜过多进食过硬、过冷、过烫、过黏的食物，应戒烟限酒，忌暴饮暴食，注重养护肺脾肾。

中医认为酸味收敛肺气，辛味发散泻肺，由于秋天宜收不宜散，所以要尽量少吃葱、姜等辛味之品，适当多食酸味果蔬。甘味入脾，五行中脾胃属土，土可生金，肺属金，故甘味益脾利肺，且有生津之效。此时可以多吃蜂蜜、芝麻、核桃、杏仁、银耳、蜂蜜、桃胶、百合、枇杷等滋润甘淡的食物，多喝热水、豆浆、乳制品等，有助于健脾益胃、润肺生津。

【秋梨银耳羹】

原料：银耳10克，丰水梨1个，百合10克，冰糖适量。

做法：将梨洗净去核切小块，加入泡发的银耳和洗净的百合、少量的冰糖，放入碗中隔水蒸30～40分钟后，食梨喝汤。

功效：滋阴润燥，止咳化痰，适宜在夏末秋初空气干燥的时候服用。

小贴士：秋燥不等于上火

秋燥和上火这两个中医概念是大相径庭的。从中医角度讲，秋燥属于外邪，上火属于内热。

秋季适合饮用青茶，为取其平和之性，又能润喉生津、化痰下气。

青茶，又称为乌龙茶，属于半发酵茶，是我国几大茶类中独具鲜明汉族特色的茶叶品类。乌龙茶由宋代贡茶龙团、凤饼演变而来，创制于清代雍正年间，具有提神醒脑、消食解腻、生津止渴、醒酒等功效，常见的青茶有铁观音、武夷岩茶、台湾乌龙等。

说起秋天的饮食习俗“补”，其实就是为冬天固护阳气做准备，但是很多人都没有意识到，单纯的补总是无法将阳气牢牢地留在身体里，即便是吃了这些补阳的食物、药物，也没有减轻怕冷的感觉。这就是只注重了“补”而忽略了“收”。

比如，立秋后的一个经典传统是“贴秋膘”，这是在农耕时代考虑到夏季人体消耗较大，因此进入秋季，人们就应该多吃肉类，增加营养、储备脂肪，以备过冬御寒，形成的一个传统。但是，由于目前饮食结构的改变，现在日常生活中人们摄入的脂肪、蛋白质含量并不低，所以也就没有刻意

“贴秋膘”的必要了。而且，对于心脑血管病患者或者老年人来说，盲目“贴膘”反而容易导致一些疾病发作或反复、加重。

什么食物有收阳作用呢？答案是“酸”性食物。婴儿吃酸的食物时，会把鼻子眼睛皱在一起，其实这就是“酸收”的体现。所以，到了秋天，阳气不收的人们要尽可能少用葱、姜、辣椒等辛味之品，适当多食一点酸味果蔬，如梨、苹果、葡萄等。

要点2：秋冻保暖，凉而不寒

立秋处暑之间，暑热未尽，虽有金风送爽，但天气变化无常，即使在同一地区也会出现“一天有四季，十里不同天”的特点。因而穿衣不宜太多，否则会影响肌体对气候转冷的适应能力，易受凉感冒，人们常说的“春捂秋冻”就是这个意思。但要注意的是，“秋冻”并不是“遇冷少穿衣”。当天气骤然变冷时，也应适当地增衣，以凉而不寒为宜。另外，由于脐部是人体最易受凉的部位，着凉会影响脾胃功能，因此“秋冻”时要注意脐部保暖。健康的穿衣方法应是“勤增勤减”，老年人、小儿及体质比较柔弱的人更是如此。

秋分来临时，要格外注意及时添加衣物。衣料选择方面，应考虑穿着透气性好的面料。这样可使人体体表环境保持干爽透气，利于皮肤呼吸，中医学认为肺主皮毛，而秋季又对应于肺，故而皮毛的“呼吸舒畅”对肺的宣发、肃降有至关重要的作用。

推荐护肺保健穴位——鱼际穴、太渊穴

鱼际穴

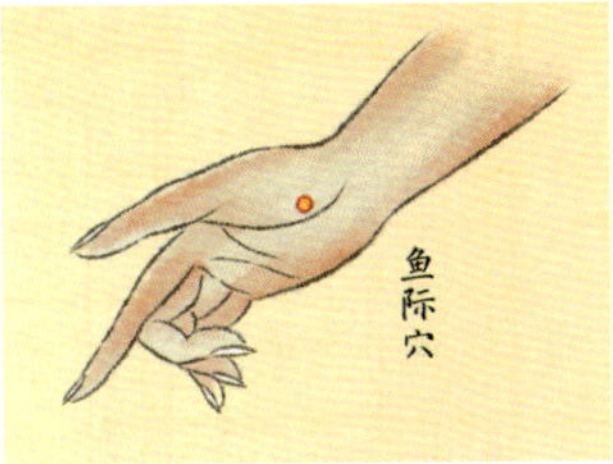

位置：鱼际穴位于第 1 掌骨外侧中点的赤白肉际处，是手太阴肺经的第 2 穴，也是临床常用的穴位之一。

作用：鱼际穴有清肺泻火、清宣肺气的作用，可以治疗风热侵袭导致的咳嗽、气喘，也能治疗咽喉的红肿热痛。

方法：日常用两手鱼际处对搓，或点按鱼际穴至酸痛，有改善体质、抵御感冒的作用。

太渊穴

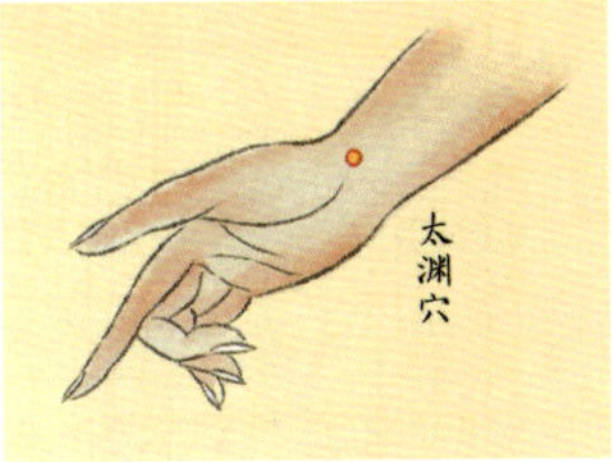

位置：太渊穴位于桡骨茎突与舟状骨之间的拇长展肌腱的尺侧凹陷中，是手太阴肺经的原穴，为肺经原气流注之处。

作用：太渊穴善于调补肺气虚损之证，亦能滋养肺阴，并可治疗诸多肺系疾病，如咳嗽、

咯血、气急喘满等。太渊穴也是中医脉诊的关键位置，“独取寸口”即是指此处。

方法：平时可用按法、揉法等点按此穴。

要点 3：舒展筋骨，运动宜缓

初秋节气过后可逐渐增大运动量，多做户外运动，根据自己的身体状况和爱好，选择不同的锻炼项目，如健身操、慢跑、武术及各种球类运动，都能增强血液循环，改善心肺功能和大脑的血液供应。

初秋时节，白天天气仍比较炎热，因此不要做剧烈运动、大量出汗，避免伤及阳气和损伤筋骨。而且运动时要注意做好防护，避免出现中暑、脱水等事件的发生。

立秋节气之后早晚寒凉，变冷的空气容易导致血管收缩，老年人或一些慢性病患者，尤其是心脑血管病患者，由于动脉硬化、管腔狭窄，加之有大量的脂类沉积与斑块形成，容易在动脉收缩时导致血液流通受阻，从而导致一些恶性心脑血管事件的发生。因此，中老年人或者一些慢性病患者在秋季并不宜过早晨练，最好把锻炼时间安排在下午或者傍晚，如果是上午锻炼，也尽量晚一些，以减少心脑血管疾病的发生风险。

深秋时节运动宜缓和不宜激烈。因为秋天锻炼的原则是“收敛内养”，所以要注意调控运动量，微微汗出即可，忌大汗淋漓。因为秋天干燥，大运动量会耗伤大量的水分，容易耗散人体的阴气或者精气；此外，运动时要注意防寒保暖。

小贴士：增强肺功能的捶背操

腰背自然直立，两手握成空拳，从下向上，捶脊背中央及两侧各3遍。捶背时要屏住呼吸，叩齿10次，缓缓吞咽津液数次。

如此反复数次可以通畅胸中之气，有预防感冒、健肺养肺的功效。

要点4：常笑宣肺，收敛神气

秋天，是一个美丽而充满诗意的季节，但也是一个空气中弥散着悲凉与寂寥的时节。秋风一起，万物肃杀。中医有“天人相应”之说，凉秋一至，阳气减退，阴气渐长，木叶零落，五志为悲，自然，人就会沉静、伤感，出现情绪低落等问题。一些精神、情志性疾病就会加重，尤以失眠、抑郁症最为常见。因此，金秋时节，颐养身体，收敛神气就尤为重要。

睡眠充足，精力旺盛，出现秋乏、情绪低落的可能性就会大大减少。最好能在夜间10点开始准备，夜间22:30—23:00

入睡。睡眠质量不高的人可以在临睡前用温水泡脚，可加入一些玫瑰花、艾叶等具有活血解郁效果的中草药，能有效地舒缓紧张情绪，解忧散怀。

“静”也是非常重要的养阴敛神的方法，秋天应该以收敛神气为好。冥想可以有效地缓解疲劳，对失眠也是大有裨益，可以根据不同的情况选择不同的冥想内容。若心情不好，可以冥想比较轻松愉快的事；若情绪紧张，可以冥想一些高山流水、鸟语花香之类的自然情景。

除了以上的调摄方法外，保持积极乐观的心态也是至关重要的。中医有“常笑宣肺”的说法，笑对人体来说是一种非常好的“运动”。笑能调整与改善人体的呼吸，利于体内浊气的排出。

【百合洋参茶】

原料：干百合5片，枸杞子3克，西洋参、竹叶各1克。

做法：将以上原料用沸水冲泡10分钟即可。

功效：此茶具有清热止咳、润肺养眼、宁心安神的功效。枸杞子滋补肾阴，而西洋参可以增强胃气，百合本来有滑利的作用，容易对胃气造成影响，加入西洋参后可以消除这些不利影响。此外，竹叶是利湿除烦的良药，可以抗衰老，安神治失眠。

百合是一味很常用的中药，早在2000年前的《神农本草经》中就对百合有记载，医圣张仲景还以百合为主药，治疗情志疾病——百合病；同时，百合也是现在餐桌上常见的菜肴，比如西芹百合、百合炖肉等。

冬

冬三月，此谓闭藏。水冰地坼，无扰乎阳，早卧晚起，必待日光，使志若伏若匿，若有私意，若已有得，去寒就温，无泄皮肤，使气亟夺，此冬气之应，养藏之道也。逆之则伤肾，春为痿厥，奉生者少。

——《黄帝内经》

围炉听雪 万物藏

冬归大地，天气渐冷，草木逐步凋零、蛰虫渐渐进入休眠，万物活动趋向休止。民间习惯上把“立冬”作为冬季的开始，“立”即“建始也”。自然界表面逐渐看不到生机，树木落叶了，动物冬眠了，其实这是自然界将生机都潜藏了起来。树木的地上部分枯萎了，但地下的根部蓄积着能量；动物冬眠了是为了减少消耗，保存生命能量。正如冬天的井水是温暖的，这是阳气收藏的表现，此时自然界阳气的运动趋势是下降、潜伏的。

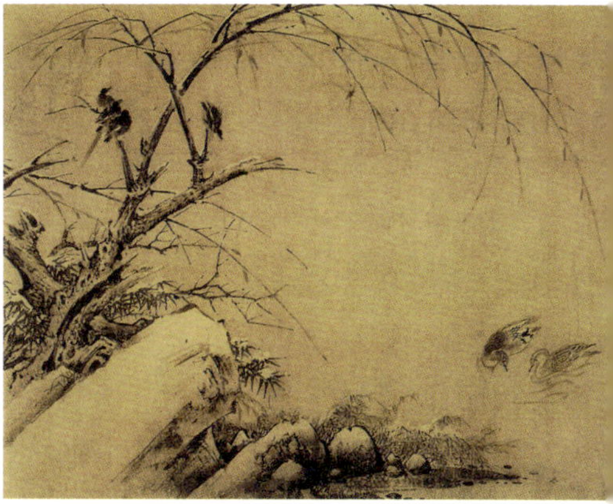

五代·黄筌·雪竹文禽图

所以“藏”是冬季的特征，与之相应，在冬季，人体的阳气也内敛、下降，并藏于肾。顺应冬三月阳气闭藏的规律，此时“养藏”之道的核心是“无扰乎阳”，不干扰阳气的闭藏。

冬季的六个节气分别为：立冬、小雪、大雪、冬至、小寒、大寒。

第十九节气：立冬

太阳位于黄经 225°，公历 11 月 7～8 日交节。

孟冬十月，北风徘徊。

天气肃清，繁霜霏霏。

——东汉·曹操《冬十月》

甲骨文中的“冬”如绳结，比喻四季的终结。古人在立冬时常举行祭祀及宴会以庆祝丰年，民间也有祭祖、卜岁的习俗。

民俗·送寒衣

传说农历十月孟姜女千里寻夫送寒衣，故民间称十月初一为寒衣节。古代有的妇女要亲手缝制寒衣，送给远方的亲人；或以纸剪裁寒衣，到坟头祭祀，烧给逝者，以寄哀思。

如今，寒衣节的许多习俗或已不在，但防寒保暖的观念依旧延续着。此时要及时添加衣物，尤其要注意颈部、背部和足部的保暖，以使体内阳气得以潜藏。

本草·莱菔根

莱菔根，今俗称萝卜，能消痰止咳，治肺痿吐血。温中，补不足，治劳瘦、咳嗽，和羊肉、鲫鱼煮食之。

第二十节气：小雪

太阳位于黄经 240°，11 月 22 ～ 23 日交节。

花雪随风不厌看，更多还肯失林峦。

愁人正在书窗下，一片飞来一片寒。

——唐·戴叔伦《小雪》

小雪意味着气温下降，开始降雪。《群芳谱》说："小雪气寒而将雪矣，地寒未甚而雪未大也。"此时天气阴冷晦暗，光照较少，万物蛰伏，天地一派肃杀清冷之象。

民俗·吃糍粑

糍粑是用糯米蒸熟捣烂后制成的一种食品，是我国南方一些地区流行的美食。糍粑可烤，可煮，可煎，可炸，味道清香可口。

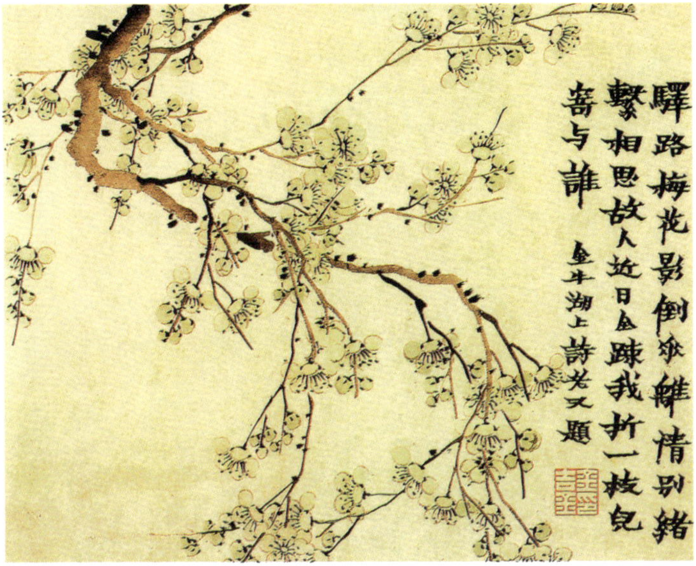
驛路梅花影倒垂離情別緒
繫相思故人近日全疏我折一枝兒
寄与誰
金牛湖上詩老又題

清·金农·梅花图（局部）

本草·白果

白果是银杏的种仁，在秋末冬初时成熟。中医认为其味苦，性平，有小毒，归肺、肾二经，具有敛肺定喘、止带缩尿的功效。白果既可内服治疗哮喘、女子白带、男子白浊遗精，也可外用以治无名肿毒和癣疮。但因其有小毒，故量不可大，煎汤内服一般以 3 ～ 9 克为宜。

第二十一节气：大雪

太阳位于黄经 255°，公历 12 月 6 ～ 8 日交节。

六出飞花入户时，坐看青竹变琼枝。

——唐 · 高骈《对雪》

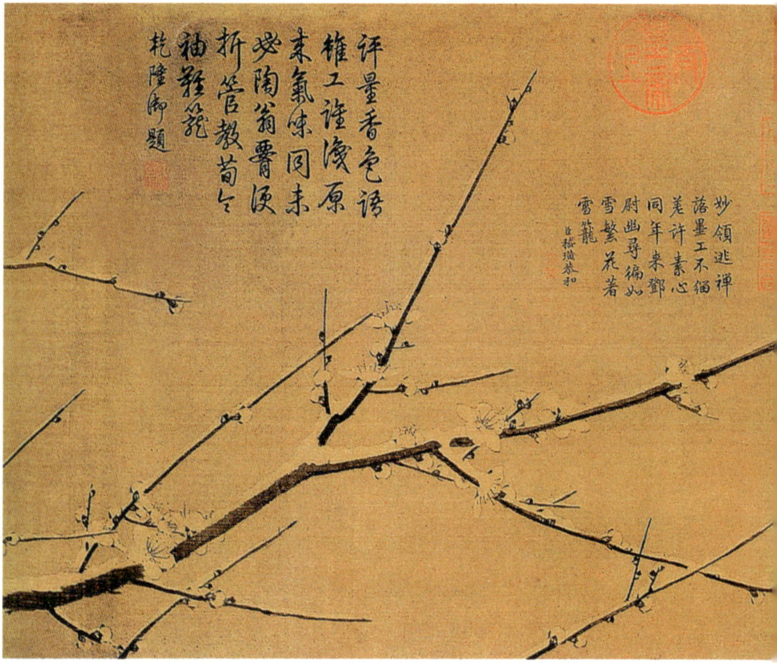

南宋 · 徐禹功 · 雪中梅竹图（局部）

大雪，传统农历上为冬季的第三个节气。顾名思义，大雪之时雪量大。古人云：“大者，盛也，至此而雪盛也。”这时中国大部分地区的最低温度都降到了0℃或以下，黄河中下游地区逐渐有积雪。

民俗·冰嬉

冰嬉亦称“冰戏”，是中国古代北方的传统体育活动。现不可确考起源于何时，宋代皇帝喜欢冰上的娱乐活动。这项活动在元明时期初见规模，至清代而大盛。

本草·雪

皑皑白雪是严冬最具时令性的物事，其不仅将大地银装素裹了起来，还对农业生产有好处，当然了，在中医看来，雪也是一味药。李时珍在《本草纲目》中记载：“腊前三雪，大宜菜麦，又杀虫蝗。腊雪密封阴处，数十年亦不坏；用水浸五谷种，则耐旱不生虫。”雪，味甘，性冷，无毒。古代医家有利用雪治疗小儿热痫狂啼、大人酒后暴热的医案记载。

第二十二节气：冬至

太阳位于黄经270°，公历12月21～23日交节。

岸容待腊将舒柳，山意冲寒欲放梅。

——唐·杜甫《小至》

冬至这一天，太阳黄经为270°，阳光几乎直射南回归线，此时北半球白昼最短、黑夜最长，开始进入数九寒天。我国从殷周到秦朝，都以冬至为岁首，称作“过小年”。汉代则将冬至改为“冬节”，虽在阴历年为过年（现代叫春节），但“冬节”仍旧十分隆重，官府要举行祝贺仪式，称为“贺冬”，例行放假。在古代，冬至的主要活动是祭天、祭祖、祭神、驱邪等。

民俗·吃饺子

冬至吃饺子的习俗流行于北方地区，这天，家家户户都要喜气洋洋地吃上一顿饺子。在河南，吃饺子也叫吃“捏冻耳朵”或“安耳朵”。有人觉得，如果冬至这天不吃饺子，可

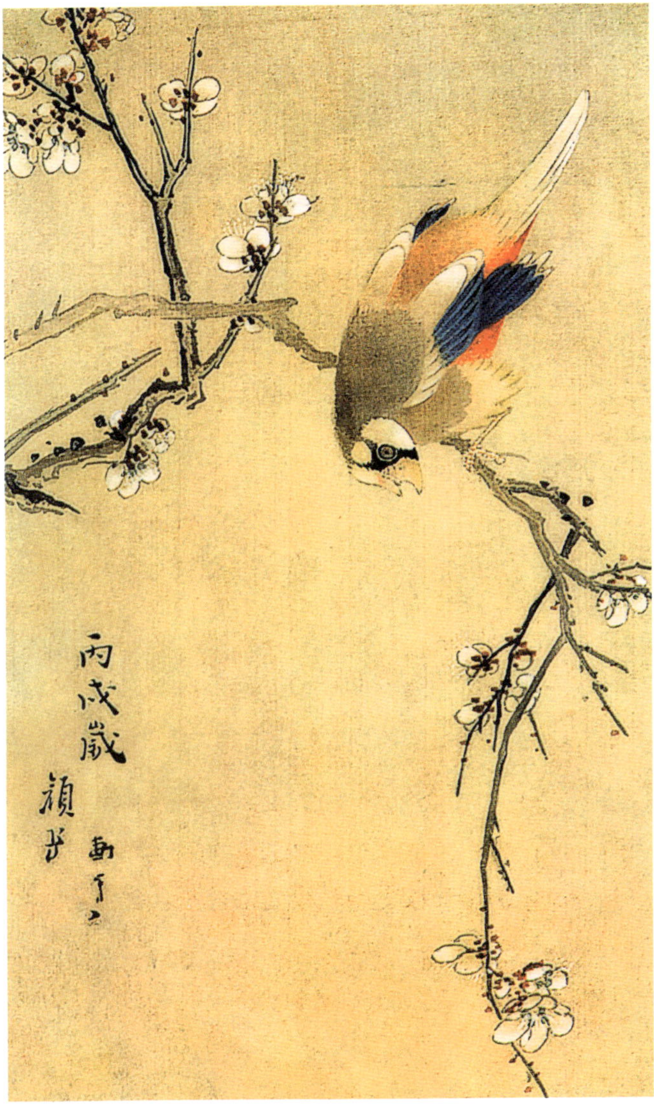

清・颜岳・梅花鹦鹉图

能会被冻掉耳朵哟！在南方，冬至则流行吃用糯米皮包的汤圆。糯米具有温脾暖胃、补益中气的功效。

民谣·数九歌

冬至这天是一年之中阴气最为旺盛的一天，而后一阳初生，阳气产生并逐渐旺盛。随着冬至的到来，一年中最冷的“三九天”亦由此拉开序幕。就一年来说，从冬至到立春期间是最寒冷的时段，民间叫作“九九天”。

“九九歌”云：“一九二九不出手，三九四九沿凌走；五九和六九，河边看杨柳；七九河冻开，八九紫燕来；九九杨落地，十九杏花开。”“九九”过后，就迎来了阳光明媚的春天。

古人如何消磨这漫长寒冷的“九九”呢？九画字组成的“消寒图”便是一项有趣的填字游戏，如“亭前垂柳珍重待春風”。填充时每日一笔，笔画的颜色可根据当天天气决定，晴则为红、阴则为蓝、雨则为绿、风则为黄、落雪则填白。由于“数九”期间历时整整八十一天，并且经历从仲冬到孟春的季节变化，每天的天气各不相同，因此填充后的“九九消寒图”色彩斑斓，颇为悦目。

第二十三节气：小寒

太阳位于黄经 285°，公历 1 月 5 ～ 7 日交节。

柴门闻犬吠，风雪夜归人。

——唐·刘长卿《逢雪宿芙蓉山主人》

俗话说“冷在三九”，“三九”一般在小寒前后。冬季气温最低的节气是小寒，而大寒在少数年份气温才比小寒低。广东人讲究食疗，他们会在小寒早上吃糯米饭，加一些腊肉、熟花生和葱白。这是因为小寒天气寒冷，肾气弱，宜减甘增苦，补心助肺，调理肾脏。

民俗·腌腊八蒜

一般小寒前是腊八。旧时每到腊月初八，商家和百姓都要清算全年的收支，该收账的收账，该还债的还债，准备欢欢喜喜、轻轻松松过年。但要债的也为难，因为年关喜庆的时候上门催债总显得过于薄情，于是就送上一罐儿腊八蒜以示提醒。“蒜”和“算”同音，欠债人收到了青绿的腊八蒜就会马上醒悟：该清算债务了。所以老北京有句民谚："腊八粥、腊八蒜，放账的送信儿，欠债的还钱。"

本草·干姜

冬季茎叶枯萎时挖取姜的根茎，去净茎叶、须根、泥沙，晒干或微火烘干。功能温中逐寒，回阳通脉，可治心腹冷痛、吐泻、风寒湿痹等。

第二十四节气：大寒

太阳位于黄经 300°，公历 1 月 2 ～ 21 日交节。

大寒雪未消，闭户不能出。

——宋·陆游《大寒》

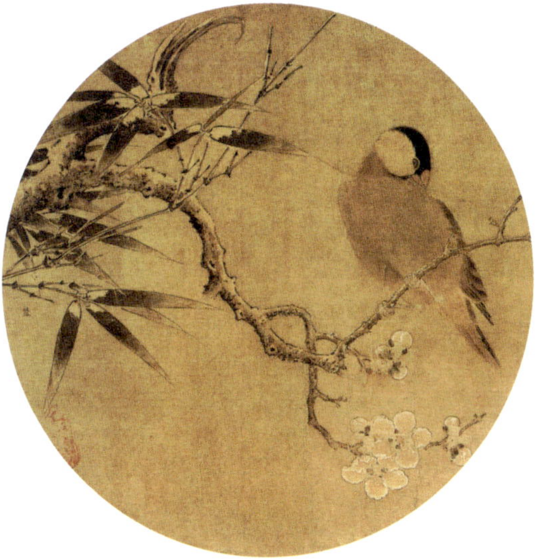

南宋·林椿·梅竹寒禽图

大寒是二十四节气中的最后一个节气，此时虽是农闲时节，但家家都在“忙”——忙过年，即“大寒迎年”。在大寒至农历新年这段时间，民间会有一系列活动，如“食糯”“喝粥”“扫尘”“糊窗”“赶集”等。

民俗·尾牙祭

尾牙祭源自于我国古代民间拜土地公做“牙”的习俗。所谓“二月二”为头牙，以后每逢初二和十六都要做“牙”，到了农历十二月十六日正好是尾牙，即每年大寒到立春的这段时期。尾牙是一年二十四个“牙期”中最隆重的一个，人们开始除旧布新、腌制年肴、祭拜土地公，充满了欢乐的气氛。

传统的尾牙祭食物有润饼和刈包。

润饼以润饼皮卷包豆芽、笋丝、豆干、蒜头、蛋皮、海苔、花生酱等多种食料。

刈包里包的食物则是三层肉、咸菜、笋干、香菜、花生粉等。

尾牙祭发展到后来成为工商界年终酬谢员工的聚餐活动。

本草·柏子仁

柏子仁是柏科植物侧柏的种仁，冬初种子成熟时收采，晒干。压碎种皮，簸净，阴干。柏子仁具有养心安神、敛汗、润肠通便的作用，可治失眠健忘、盗汗、肠燥便秘等。

冬季养生要点

生命是一个生、长、收、藏循环往复的过程，这一过程在四季的体现是春生、夏长、秋收、冬藏。

冬三月，阳气闭藏的目的是为了使阳气得到蓄积补充，到来年春季时有充足的阳气供给生命的生发，所以冬季补肾是顺应自然界和人体阳气下降潜藏的趋势，补肾的物质可以借助此趋势顺利地藏到肾中，保证下一年身体健康的生发。

要点 1：辨证施补，杂食益寿

冬季寒冷，寒为阴邪，容易伤阳。肾阳是人体阳气之本，对脏腑起到温煦、生化之效，如果肾阳不足，则会出现精神疲惫、腰膝冷痛、形寒肢冷、小便不利或频数等症状，所以冬季养肾首先应保护肾阳。除此之外还应节制房事，保存肾精；食药调理，补肾益精。

补肾的药物和食物非常多，但冬季补肾不是泛补、滥补，更不是一味地用名贵的食材补养身体，而是要根据自身的体质，辨证施补，如此才能做到有的放矢，达到事半功倍的作用。

冬季的饮食调养应当遵循“秋冬养阴”和“寒者温之”的原则，但由于中国幅员辽阔，所以南北各地的养生方式亦有不同：长江以北地区天气寒冷，宜进补温热的牛肉、羊肉等；长江以南地区气温要温和一些，宜进补鸡肉、猪肉等；而山区高原地带气候偏燥，故应以甘润生津的果蔬为宜。

古人把立冬作为一个很隆重的节日，人们会在这一天休息，搞一些庆祝活动，以美食犒劳全家人一年农耕的辛苦，民间亦有“立冬补冬，补嘴空”之说。进补时要使肠胃有个适应过程，最好先做引补。一般来说，可先选用炖牛肉加红枣、红糖、花生仁，亦可煮些生姜大枣牛肉汤来食用，以调整脾胃功能。

冬季要注意滋养身体的津液，可多吃些滋阴润燥之品。但是如果体内有湿，在湿气没有祛除前，应少吃滋阴之品，否则可导致脾阳愈加虚弱，湿气更重。

除此之外，还要因人而异，因为食有谷肉果菜之分，人有男女老幼之别，体质有虚实寒热之辨，遵循人体的生长规律，中医养生原则为少年重养、中年重调、老年重保、耄耋重延。故“冬令进补”应根据实际情况有针对性地选择清补、温补、小补、大补，万不可盲目“进补”。

中国民俗有“立冬补冬”之说。中医也提倡冬令进补，通常把冬至作为服用膏方的开始时期，但通常的食补却是从立冬就要重视的。初冬饮食当以“藏热量”为目的，以增苦、减咸、微辛为原则，增加一些苦味食物，少吃一点咸味食物，适度进食辛辣食物。据五行原理，咸入肾，适度的咸可以帮助精华物质入肾，但过度就会伤肾。咸本来就是肾的味道，但嘴巴里无时无刻感觉到一股咸味，则是肾虚的表现。若咸味吃多了，就会使本来就偏亢的肾水更亢，使心阳的力量减弱。所以，应多吃些苦味的食物，以助心阳，这样就能抗御过亢的肾水。

此时选用食材，应从以下几个方面考虑：

产热食品：具有驱寒功能的食物，如羊肉、狗肉、鹅肉、鸭肉、鹿肉、虾、鸽、鹌鹑、海参等，这些动物类食品富含蛋白质、脂肪和碳水化合物，热量足，御寒效果最好。

耐寒食品：具有温补作用的食物，如芝麻、葵花子、胡萝卜、核桃、栗子、乳制品、酵母、叶类蔬菜、新鲜水果和动物肝脏。

辅佐食品：如海带、海蜇、紫菜、发菜、菠菜、大白菜、玉米等食物，可促进甲状腺素分泌，从而增加身体的产热能力，增强基础代谢，加快皮肤血液循环。

另外，立冬之后应多食用诸如柑橘、柚子、柠檬、花菜等含维生素 C 丰富的水果及蔬菜。也可适当吃些薯类，如甘薯、土豆等，它们均富含维生素 C。

需要注意的是，食补前应先调整脾胃功能，下面推荐一款祛寒养胃的姜枣陈皮茶。

【姜枣陈皮茶】

食材：红枣10克，生姜、陈皮、红茶各4克。

做法：红枣洗净去核待用，生姜切片待用；陈皮加入锅中，添加适量清水，大火煮开后改成小火，煎煮2个小时，关火，滤去渣滓，取汁液待用；用陈皮水冲泡红茶、姜片、红枣，加盖焖泡20分钟左右，等到香味飘出即可饮用。

功效：红枣有益气健脾、调和营卫、养血安神、和解百药之功效；生姜有解表散寒、温中止呕、温肺止咳的功效，主伤寒头痛鼻塞，嗝逆上气，止呕吐，祛痰下气；陈皮性温，有理气调中、燥湿化痰的功效。四味性温之品，共奏祛寒养胃功效，在冬季饮用尤为适宜。

立冬以后，长江以南地区虽已入冬，但南方“小阳春”的天气较北方地区要温和得多，进补应以清补甘温之味为主，如鸡、鸭、鱼类等。对于患有慢性病属阳虚的人群也可以服用一些温补的药食之品，如黄芪、人参、鹿茸、枸杞、狗脊等。但这些药食之品也并非适合所有人群，最好在医师的指导下辨证选用。

另外，容易被忽略的一点是“冬燥”。小雪节气时，北方大部分地区已经开始供暖或取暖，外面寒冷，屋内燥热，加上初冬时节，离秋未远，有些人特别容易上火。对此，可以采用胖大海炖雪梨的食疗法来应对：胖大海1粒，雪梨1枚（不去皮），小火炖至梨烂，可以稍加冰糖调味，食梨饮汤即可。

膏方也是冬季进补的佳品，其历史悠久，遵循中医辨证论治法度，不仅养生，更能治病，有条件、有需要的人可以在立冬后到正规的中医院预约制作膏方。

要点2：顺乎自然，调整起居

早睡晚起

冬季水冰地坼，万物闭藏，人们的起居作息也要顺乎自然，做出相应的调整。

冬季宜适当早睡晚起：早睡以养人体的阳气，保持身体的温热；晚起以养阴气，待日出而作，可躲避严寒，使其温暖，从而使身体阴平阳秘，还可避免低温和冷空气对人体的侵袭而引发呼吸系统疾病和心脑血管疾病。

当然，“晚起”是说冬夜较漫长，不必天没亮就匆匆起床，并非倡导早晨睡懒觉。虽然充足的睡眠有利于人体的体力恢复和免疫功能的增强，有益于预防疾病，但如果睡眠时间过长，其弊端与失眠或睡眠不足一样，都有导致神疲、体倦、代谢率降低之弊。

在一天的小周期中，夜晚是阳气闭藏的时段，人体的阳气要通过睡眠得到蓄积补充，如果在深夜熟睡的时候被打扰，人会觉得特别难受，第二天无精打采，这就是阳气不能闭藏的结果，长此以往，身体就会垮掉。

冬季睡眠应将头部外露，即古人常说的“冻脑”。从现代医学上看，常把头蒙在被窝里睡，会妨碍呼吸，身体内的二氧化碳不能被顺利地呼出去，人体需要的氧气不能被充分吸入，人体便会出现氧气不足现象，造成头晕、胸闷等不适。另外，呼出的气体中含有不少水分，蒙头睡时会增加被窝里的湿度，易引起感冒及其他疾病。

微汗运动

俗语云：冬天动一动，少闹一场病；冬天懒一懒，多喝药一碗。虽说是冬藏，但也不是说冬天什么运动都不能做。适当的运动如散步、慢跑等，使身体微有汗出，气血静而不止，身体的阴阳会更加调和，可以避免因闭藏少动而出现疲乏懒散、无力昏沉等症状。

冬练要注意选择良好的环境和适当的路线，最好不要在汽车频繁来往的路边上活动，因为汽车在行驶时会带起很大的灰尘。这些微粒悬浮在空气中，具有很强的吸附力，很多有害气体或液体都能吸附在微粒上而被人吸入肺脏深处，诱发急性或慢性呼吸系统疾病。

冬练前，应该做适当的准备，避免在大风、大寒、大雪的天气中锻炼。冬季到户外锻炼，要适当穿得暖和一些，戴上帽子和手套，避免着凉。如果风大，就要戴上口罩。但也不要穿得太厚、过于臃肿，加重负担，妨碍身体的运动，且易出汗太多，反而招致感冒。

总之，冬季运动应该遵循以下原则：不应太早起来活动，最好等到日出以后才开始做事情；平素应保持室内空气流通，防止干燥；忌衣着过多过厚，室温过高；活动的时候以让身体微微出汗为宜，这样既可达到避寒取暖的目的，又不至于让阳气外泄。

神藏于内

《黄帝内经》主张冬季神藏于内，不要暴露于外。首先要静神少虑，保持精神畅达乐观，不为琐事劳神，不因七情伤身；亦可采取疏泄法，把积聚、压抑在心中的不良情绪通过适当的方式宣泄出去，以尽快恢复心理平衡，使精、气、神不致涣散而得以收敛。如果违背了这个道理，就会损伤肾气，到了春天会生痿厥之类的疾病。

【枸杞子茶】

取枸杞子 15 ~ 20 克，洗净，用水煎煮片刻，或用沸水浸泡 10 分钟，代茶饮用。此茶可以长期饮用，能起到滋阴壮阳、益智强身、养目安神的功效。

要点3：御寒保暖，勿扰乎热

“御寒”是冬季养生的重要任务之一，因为寒性收引，易导致人体气机、血运不畅，筋脉拘挛抽搐，关节屈伸不利，易致旧病复发。特别是阳气不足的人，如冠心病、哮喘等患者尤其要注意防寒。

进入小雪节气后，天气寒冷容易导致冻疮，一定要注意提前对容易出现冻疮的部位进行保暖。天冷外出时，面部及手部暴露部位应涂一些油脂类防冻霜，患处须有衣物保护，必要时戴护耳帽或耳罩，穿厚袜、棉鞋，但鞋袜不宜过紧。每晚睡觉前可以用生姜、艾叶煎热水浸泡手脚，再搽油脂类防冻霜，并进行按摩。

防寒保暖有五点要领

寒从脚下起

脚位于人体最下部，足少阴肾经、足太阴脾经、足厥阴肝经三条阴经都汇集于此，但也是阳气最不易到达的地方，很多阳虚者都会有脚发凉的情况，在冬季更为明显。因为脚离心脏最远，血管又不丰富，除了穿鞋、袜充分保暖外，还有一个重要的方法——泡脚。冬季用一些温热的药物泡脚，可以起到祛寒保暖、鼓舞阳气、引热下行的作用，对于下半身阳气虚、阴寒重的病证非常有好处。泡脚能使气运血行，经络通畅。

睡觉前泡个热水脚，可使下肢血管扩张、头部相应缺血，能够帮助睡眠。泡脚要用42℃左右的热水，加点生姜、花椒等物品，效果更好。

方法：取生姜大厚片三五片、花椒七八十粒，用纱布包裹，扎紧袋口，加水煮开后，放入洗脚盆内即可。

因为“头寒足热”是睡眠的基本要求。足部循环不好的人，早上也要洗脚，同时要多活动双脚。泡脚后，摩擦涌泉穴至足心发热，则效果更佳。

热从头上散

“头为诸阳之会”，人体经络中的阳经在头上聚汇，故头上的阳气最足，大脑的血液循环最旺盛，散发的热量也大，所以冬天必须戴帽子保暖。特别是体弱的人、有心脑血管疾病的人更应如此。要经常双手互搓，激发手部的诸多经络、穴位，调动相关脏腑的功能，增强人体抗寒能力，预防风寒伤人引起的感冒、气管炎等呼吸系统疾病。

老人护胸背

老年人心血管系统的问题比较多，前胸和后背是心血管系统和呼吸系统两个系统重要之所在。如果胸前受寒，血管就会痉挛，容易诱发冠心病。因此最好穿毛皮背心保护胸背，也可多晒太阳，尽量晒背部；还可按摩背部，将后背靠在树上或是墙角按摩，或互相做背部的敲打和按摩。背部主持阳经的督脉，督脉强盛进而可以促进气血畅通。

弱人顾中段

身体虚弱的人，要顾护腰部和腹部。弱人之弱，弱在脾虚和肾虚。

年轻女性注意不要穿露脐装，老年人晚上可以把暖水袋放在腰下，加强腹部和背部的保暖。

平时可以按摩腹部，腹部保健穴很多，如关元穴、气海穴、天枢穴、中脘穴等。

腹宜常摩，简便的方法如以肚脐为中心，由小圈到大圈按摩，腰部则可以经常用手去搓。

“暖”不等于“热”

冬季室温宜保持在 20～23℃，温度太高，反而不利于健康。冬季应常晒被褥，阳光中的紫外线具有强烈的杀菌消毒作用，可杀死各种细菌。被褥经过暴晒后，会立即恢复干爽，变得蓬松、柔软、舒适、暖和，对健康大有裨益。

身体健康、没有相关基础疾病的人群，可以用冷水洗澡，锻炼皮肤、神经、血管的适应能力。

身体好的中年人，可以洗冷水浴。

年纪大的人，可洗冷热交替浴，即先用 37℃左右的水洗 10 分钟，再换成热一点的水洗 10 分钟，这么做能锻炼血管能力，对预防血管硬化很有帮助。

但要注意几点：一是要循序渐进，二要做好热身运动后再进行冷水浴，三是在过度疲劳、过饥过饱、身患疾病等情况时不能进行。

要点 4：推荐咽唾养生法

咽唾养生是中医传统的养生法，最宜冬季使用。长期坚持，可使肾精充沛、气足神旺、容貌不枯、耳目聪明，从而达到老而不衰、延年益寿的目的。

舐腭咽唾法：轻轻闭住口唇，用舌头舐上腭，转圈舐 20 ～ 40 次，口中即有唾液分泌，然后慢慢咽下，每日 2 ～ 3 次。

叩齿咽唾法：闭住口唇，上下牙齿轻轻叩打，叩齿之后，用舌头搅动口齿，一般是围绕牙齿，先左后右，先外后内，先上后下，依次轻轻搅动 30 次，用力要柔和自然，然后舌抵上腭部以聚津液，待唾液增多时再鼓腮含漱十余次，最后分三口徐徐咽下，并以意念送到脐下丹田处为佳。

气功配合咽唾法：端坐，排除杂念，舌抵上腭，牙关紧闭，调息入静之后，唾液源源而来，待到唾液满口时，低头缓缓咽下，并以意念送到脐下丹田处。

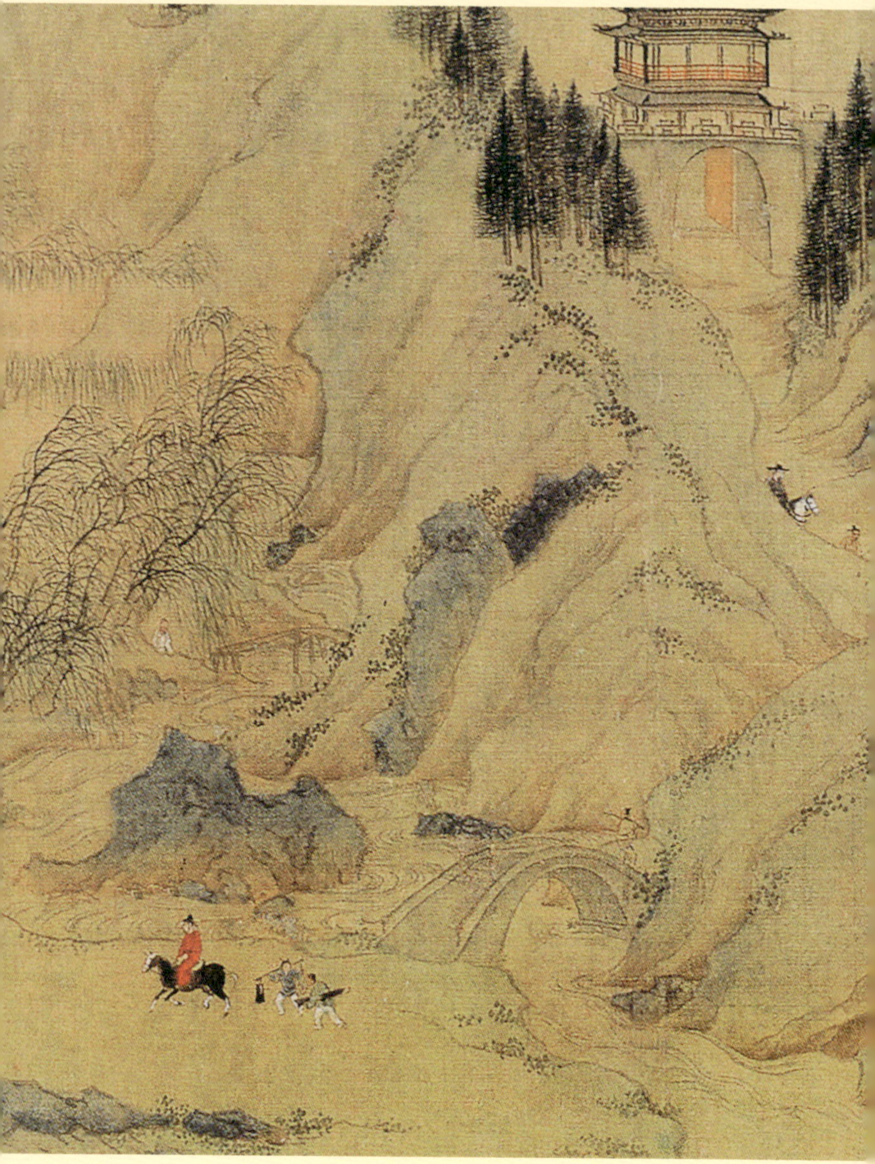

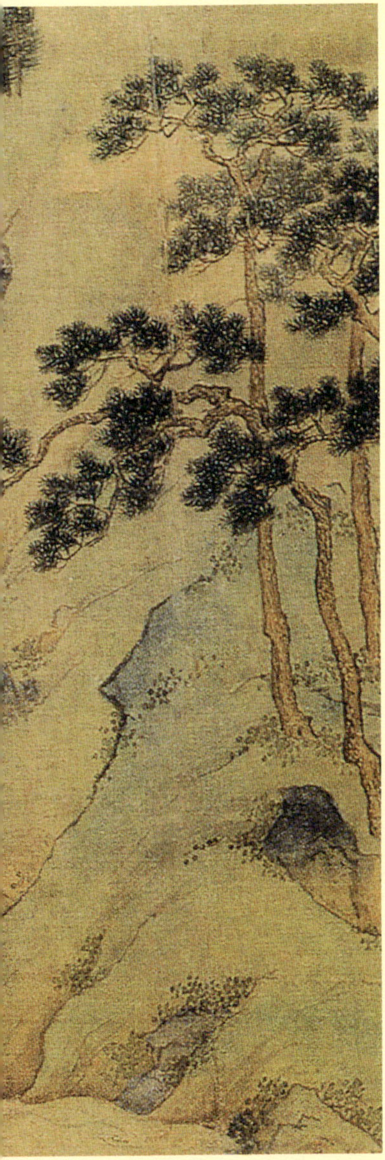

明·仇英·归汾图（局部）

十二时辰养生方法

万籁俱静正好眠，肝经藏血不熬夜。
肺经主气好歇息，大肠当值宜排便。
吃好早餐养胃气，脾经当值精神足。
心主神明当小憩，小肠当值宜饮茶。
膀胱当令多运动，补肾养精两相宜。
心包三焦当令时，休养生息好入眠。

十二时辰最早记载于《汉书·翼奉传》，它是根据太阳每昼夜绕北极运转一周，对应经过天穹的十二个方位，将一天划分为十二个时段，并以地支命名，称为十二时辰。

十二时辰是指子、丑、寅、卯、辰、巳、午、未、申、酉、戌、亥。每个时辰对应着自然界阴阳之气在一昼夜中阳气由升到降、阴气由消到长的变化过程。

早在两千多年前的医学著作《黄帝内经》中就提出了养生与时辰的密切关系，即每个时辰对应人体十二条正经中的一条经脉，每个经脉又与相应的脏腑联系。所以，每天按照十二时辰来养生，针对不同时辰保养其对应的脏腑，可以收到强身健体、事半功倍的养生效果。

万籁俱静正好眠

肝经藏血不熬夜

子时 23:00—01:00

丑时 01:00—03:00

晚上 11 点到凌晨 1 点是子时，此时是一天之中阳气初生的时段。子时是胆经当令，阳气在这段时间由少逐渐增多。如果此时不睡觉，必然会影响阳气的生发，影响胆的正常生理功能，可能出现胆小易惊、疑神疑鬼等。

凌晨 1 点到 3 点是丑时，丑时是肝经当令。肝主藏血，当人睡着的时候，血液会回到肝脏。肝对血有储藏和分配的作用，可调节人体各脏腑对血的不同需求。长时间熬夜会打乱体内阴阳气血平衡，还会影响到气机的疏泄、情志的调畅。

此时养生要尤为注意睡眠。如何睡个好觉呢？除了药物疗法，还可以试试中医安神药茶、安眠粥、夜交藤的中药足浴、酸枣仁的中药药枕、穴位按摩等。

1. 中医跟您讲“胆经”“肝经”

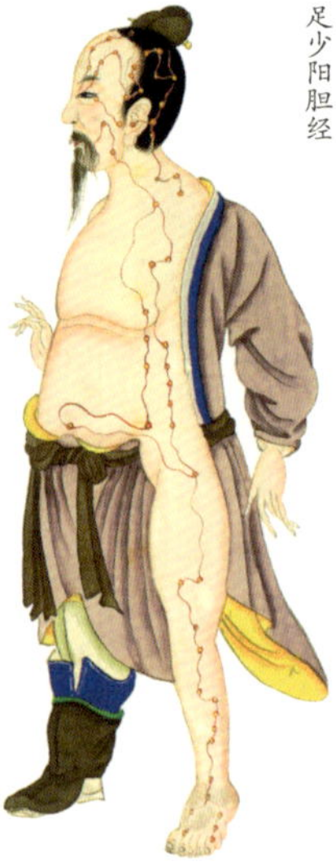

足少阳胆经

胆经的腧穴主治头、目、耳、咽喉、神志疾病，以及经脉循行所经过的其他部位的病症。

中医的“胆”主要功能是贮藏和排泄胆汁，还有一个重要的功能——主决断，即指胆具有判断事物、做出决定的作用。

足厥阴肝经

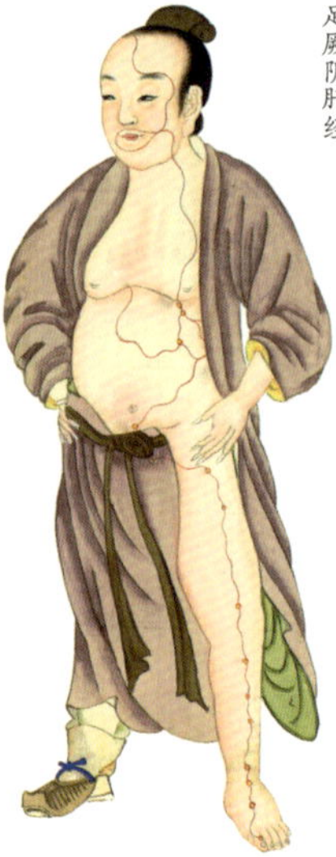

肝经的腧穴主治肝病、妇科、前阴病和经脉循行所经过的其他部位的病症。

中医的“肝”主疏泄，协助消化，调畅气机，调畅情志；主藏血，可以贮藏血液，调节血流量；主筋，滋养全身筋脉；开窍于目，眼睛的视觉功能依靠肝经气血的濡养。女性与肝的关系尤为密切，中医有“女子以肝为先天”之说，临床上很多月经出现问题的朋友，都与肝郁或者情绪方面的原因有关。

2. 保健要穴按一按

肝经与情绪的关系十分密切，若因熬夜或睡眠不佳影响到肝主疏泄的功能，则可能因肝失疏泄，气机郁结出现心情抑郁、两胁胀痛等症状；或肝疏泄太过，肝气偏亢，出现急躁易怒、面红目赤、头晕、耳鸣等症状；或疏泄功能异常，影响到脾胃消化，出现嗳气、食欲不振等症状；或影响到女子月经，出现月经不调、乳房胀痛等。

太冲穴

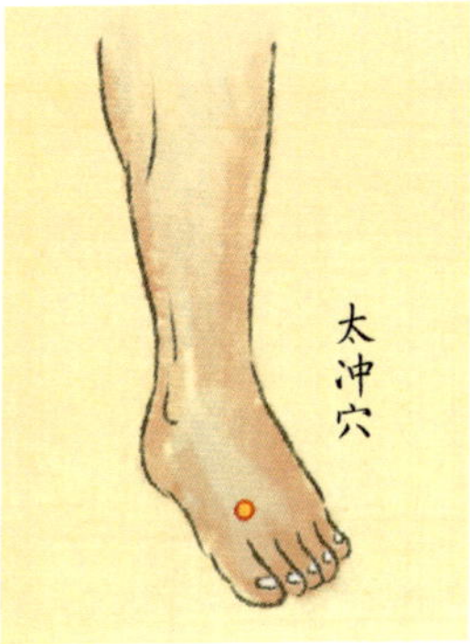

肝经有一个腧穴有很好的泻肝火、畅情志、畅气机、调脾胃、调月经的功能，即太冲穴，它还是防治高血压的常用穴位，经常按摩可以治疗多种疾病。

位置：太冲穴是肝经的“原穴”。取穴时，可先找到足背第1、2足趾的趾缝，然后沿趾缝向上、向后按压，直到摸到两块骨头，太冲穴就在这两块骨头前方的凹陷中。

按摩太冲穴可以治疗或缓解肝阳上亢引起的头涨、头晕、面红目赤，春季性情急躁易怒、偏头痛、失眠，女性月经不调、不孕症，以及梅核气、胃痛、胃胀等。

足厥阴肝经线路上的疾病，如足大趾、小腿内侧、膝关节内侧、大腿内侧、胁肋、咽喉、眼睛以及头顶部位的疼痛、麻木和其他感觉异常都可以选择太冲穴进行治疗。

按摩时，可采用点按或点揉等手法，每次 3 ～ 5 分钟，每天按摩 2 次即可。在按摩时要注意刺激的强度，以感到酸胀为宜。

按摩太冲穴时，配合其他穴位，效果更佳。如治疗因生气引起的胃痛、胃胀，可配中脘穴、期门穴、足三里穴、阳陵泉穴；治疗乳房胀痛，可配内关穴、天宗穴、膻中穴；治疗目涩、目痛，可配睛明穴、养老穴、光明穴；治疗月经不调，可配关元穴、次髎穴、三阴交穴等；治疗血压偏高，可配合谷穴、曲池穴、涌泉穴、百会穴；治头晕目眩，可配百会穴、太阳穴、复溜穴。

3. 如何降低熬夜引起的伤害

人体的功能活动、病理变化等受自然界气候、季节等的影响而呈现出一定的规律。由于工作的缘故，许多人往往通宵加班，或加班到深夜，回到家里已经是晚上十一二点，身体渐渐就会出现一些问题，比如经常上火、记忆力下降、耳鸣等。这是因为夜晚是人体化生阴精之时，倘若常常熬夜，就会导致阴精生成不足，出现口干、口腔溃疡、眼干、耳鸣、记忆力下降等阴虚火旺的表现。

长期熬夜，人体抵抗力也会降低，患各种疾病的风险增加，还会因过度疲劳而突发心脑血管疾病。经常熬夜对人的情绪也会造成影响，容易出现焦虑、抑郁等负面情绪。

值得注意的是，如果熬夜后出现胸闷、心慌、虚汗、头晕等症状，一定要及时就医，以防发生意外。

虽然知道应少熬夜，但若条件不允许，是否有办法可以降低熬夜的伤害呢？

倘若工作需要，必须熬夜，可饮用枸杞子桑椹代茶饮（取枸杞子3克，桑椹5克，用开水进行冲泡）。枸杞子有滋补肝肾、明目、润肺等功效，桑椹则能滋阴补血、生津、润肠。此代茶饮有一定的滋阴效果，能缓解熬夜对身体带来的伤害。需要注意的是，脾胃虚寒之人不适合饮用此代茶饮。若熬夜后困倦，难以支撑工作、学习，可用花旗参泡水来提神，但有感冒、腹泻症状的人不宜服用。

要尽量保证充足睡眠，对上班族而言，若夜间必须熬夜，那么最好要保证午休时间。

除此之外，还要注意熬夜的两个误区：其一，熬夜时不能吃夜宵。实际上，由于熬夜会消耗能量，适当饮食反而是很好的补充。可以选择平和滋润的饮食，如百合莲子糖水、红枣雪耳糖水等，既保证了水分的摄入，又能补充能量，是熬夜时不错的选择。其二，熬夜后可通过运动提高身体机能。为了强健体魄，不少人选择运动健身，但熬夜后身体疲倦，不宜做过度剧烈的运动，可以选择五禽戏、八段锦等调整机体气血、阴阳的平衡。

4. 中医助您“享”好眠

虽然了解了子时与丑时睡眠的重要性，但有时候睡眠质量差、失眠，严重影响着人们的生活质量。在日常生活中，人们对于失眠的熟悉程度并不亚于感冒、发烧，尤其是老年人和都市人群，睡眠不佳一直是困扰健康的常见问题。

在中医理论中，失眠是由于情志、饮食内伤、病后、年迈，或者禀赋不足、心虚胆怯等导致心神失养或心神不安，从而经常不能获得正常睡眠的一类病症。主要表现为睡眠时间、深度不足以及不能消除疲劳，不易恢复体力与精力，轻则入睡困难，或寐而不酣，时寐时醒，或醒后不能再寐，重则彻夜不寐。

治疗或缓解失眠，除了药物，还可试试中医食疗、代茶饮、按摩、足浴等方法。

【助眠粥 1——红枣枸杞小米粥】

原料：红枣 10 枚，枸杞 20 克，小米适量。

做法：加水适量煮粥。

功效：红枣味甘，性平，功能养胃健脾、补中益气；小米味甘，性平，有养血、和胃安神的作用。

【助眠粥 2——山药莲子粥】

原料：莲子 20 克，山药 25 克，红枣 10 枚，糯米 50 克。

做法：加水适量煮粥，粥熟后放入白糖，调匀即可。

功效：具有健脾止泻、固肾益精、养心安神的功效。

【安神茶——柏子仁茶】

原料：炒柏子仁 15 克。

做法：炒香为度，然后轻轻捣破，开水泡饮。

功效：有养心安神、润肠通便之功，适用于血虚心悸、失眠盗汗等症。

自我按摩

揉腹：取仰卧位，两手掌相叠，以神阙穴（肚脐）为圆心，在中腹、下腹部，按顺时针方向抚摸，以腹内有热感为宜，约 2 分钟，每日 2 次。

穴位按摩：临睡前可以进行穴位按摩，如按揉劳宫穴，每次 2 分钟；点揉神门穴，以感酸胀为宜，左右手各重复 30 次；按摩内关穴，手法同神门穴；取仰卧位，微屈小腿，以两足心紧贴床面，上下摩擦涌泉穴，每日 30 次；用中指指端按揉安眠穴 2 分钟。

足浴

磁石、菊花、黄芩、夜交藤各 30 克，水煎 2 次，去渣取汁，倒入浴盆中，趁热浸洗双脚 15 ～ 30 分钟，每晚睡前 1 次。

药枕

桑叶 18 克，炒酸枣仁 30 克，菊花 30 克，炒决明子 20 克，将药物研粉混合均匀，用纱布包裹缝好，装入枕芯中制成药枕，每隔 15 天更换 1 次药物。可以清肝明目、养心安神。

香薰

选择适合自己的精油，在洗澡的温水中加入数滴，泡澡 15 ～ 20 分钟，可达到放松肌肉、舒解疲劳的效果。可选择的精油如檀香、佛手柑、薰衣草、安息香、玫瑰等，此外，还可用诸如檀香、安息香、沉香等具有行气、安神、助眠功效的香品。

音乐

舒缓的音律能够帮助人们顺畅情绪，消除紧张与烦闷，可以选择娴静悠扬的古筝曲，如《高山流水》《江河水》等；也可选择悲凉婉转的二胡曲目，悲曲可以消除人的怒气，调节肾与膀胱的功能，助肝阴制心火，以安神助眠，如《二泉映月》《汉宫秋月》等；国外的钢琴曲中有不少以“催眠”为主题的音乐作品，安宁和谐，让人仿佛置在摇篮中，充满梦幻。如莫扎特的《催眠曲》以其舒缓的节奏让闻者安宁沉静，抛开杂念，安然入眠。

肺经主气好歇息
大肠当值宜排便

寅时 03:00—05:00
卯时 05:00—07:00

早上3点到5点是寅时，肺经当令。寅时是人体气血由静变为动的开始，健康的人在寅时应该处于深睡状态，也就是说，人体要通过深度睡眠来完成生命由静而动的转化。若睡眠充足，则清晨起床面色红润、精神充沛。因此，此时养生，要注意深度睡眠，有助于调节肺气和输布血液，运行百脉。但许多人此时往往会做梦，甚至做噩梦，睡眠质量差。梦与健康关系重大，做噩梦也可以通过中医穴位按摩、泡脚等方法来缓解。

早上5点到7点是卯时，卯时是大肠经当令。养生建议：醒来宜排便，养成良好的习惯，预防便秘的形成。洗脸也有很多讲究，中药洗脸还能美容护肤；早上起床后，做做“干洗脸”，既能美容，又让您精神抖擞，一天好精神。

1. 中医跟您讲“肺经”“大肠经”

手太阴肺经

肺经的腧穴主要治疗喉、肺、胸部疾病，以及经脉循行所经过部位的疾病，如咳嗽、气喘、伤风、咽喉肿痛、手臂内侧前缘疼痛、肩背部疼痛等。

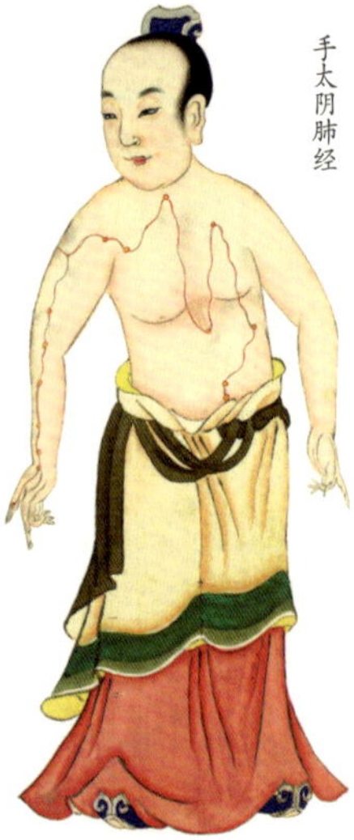

中医的“肺”主治节，将营养物质及水液输布于全身，主气，司呼吸，开窍于鼻。

手阳明大肠经

大肠经的腧穴主要治疗头面疾病、五官疾病、咽喉疾病、热病，以及经脉循行所经过部位的疾病，如腹痛、肠鸣、便秘、泄泻、痢疾、咽喉肿痛、牙齿痛、鼻出血等。

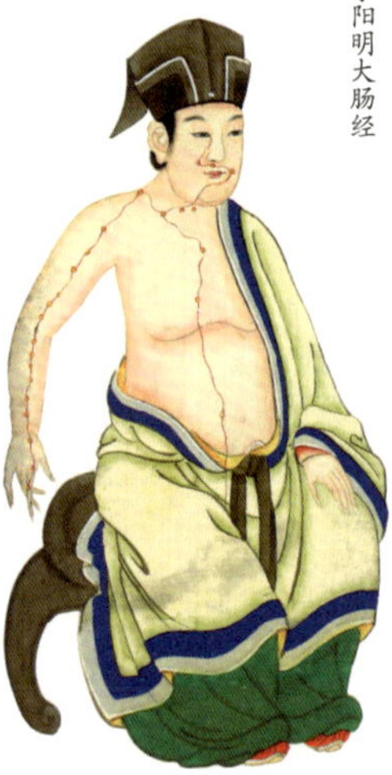

中医的“大肠”作用与现代医学中的“大肠”类似，主要生理功能是传化糟粕。

2. 保健要穴按一按

合谷穴

早晨卯时宜排便，若出现便秘或泄泻，都可以试试合谷穴。合谷穴为手阳明大肠经原穴，多用于治疗面部五官病症，故有“面口合谷收”的说法。

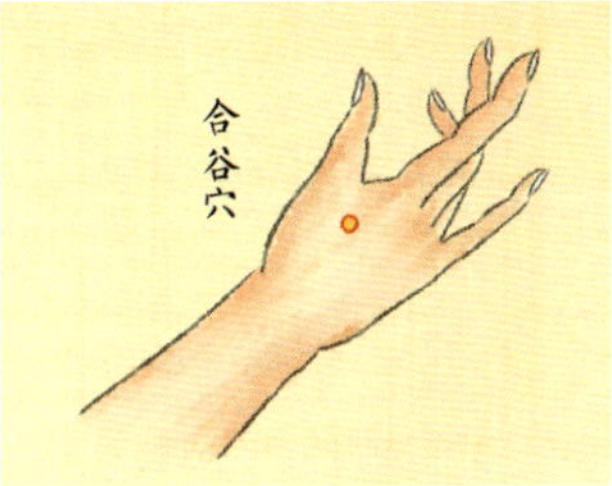

位置：在手背，第1、2掌骨间，当第2掌骨桡侧中点处。简单取穴法：一手张开，将大拇指竖起来，用拇指中间的指横纹对着另一只手的虎口位置处，拇指向下按，拇指尖点到处就是合谷穴。

合谷穴可以疏风解表、通经活络、行气止痛，除了可以治疗便秘、泄泻、腹痛、痢疾等胃肠病症，还主治以下几种疾病：

头面五官病症：头痛头晕、面瘫口歪、痄腮面肿、牙关紧闭、龈肿牙痛、鼻塞流涕、鼻衄出血、目赤肿痛、咽喉肿痛、耳聋耳鸣等。

肢体关节病症：半身不遂、上肢疼痛、痉挛麻痹等。

妇产科病症：滞产、难产、闭经、痛经等。

其他病症：无汗、多汗、癫狂、小儿惊风等。

合谷穴的按摩有4种常见手法，分别为按法、揉法、一指禅推法和点法。按法是将拇指指端按在合谷穴上，用力深压捻动；揉法是将拇指指腹放在合谷穴上，轻柔和缓地揉动；一指禅推法是把拇指指端放在合谷穴处，以腕关节摆动，带动拇指做左右摆动；点法是把拇指指端按在合谷穴上，伸直拇指压而点之。

需要注意的是，合谷穴有催产的作用，因此孕妇按摩应慎重。

3. 摆脱噩梦的困扰

寅时养生宜深睡眠，但许多人却备受噩梦的折磨。梦是人睡眠时出现的正常生理“产物”，但噩梦从中医来讲，可能是脏腑功能出现了问题。

中医“解”梦

中医对梦的解析可追溯到《黄帝内经》，在《淫邪发梦》中就有对梦的介绍，认为梦是由于邪气自外入内，侵及内脏，又无定处，与营卫并行，引起魂魄飞扬，使人卧不得安，故而成梦，明确指出了“魂魄”飞扬并非鬼神的作用，而是由于各种外界刺激引起人体内部变化。医圣张仲景认为，梦的产生与心气虚有关，认为梦不仅是魂魄妄行，而且涉及精神，是精神离散的一种表现。

中医学认为，人体是一个有机的整体，神、魂、魄的变化不仅反映心、肝、肺的变化，还反映全身脏腑的变化。《中医释梦辨治》中提到，肾阴不足，心肾不交，则会出现梦中惊醒；肝火上亢，则会梦见吵架、打仗；脾虚痰阻，则会梦见很多生活细节，但情景纷乱；肺失宣肃，则会梦见重物压身，憋闷不适；阴阳两虚，则有可能会梦见死人或熟人死亡等。清代医家王清任在《医林改错》中认为，梦的产生是由于“气滞血瘀，脑气与脏腑之气不接”所致，治疗力主行气解郁，活血化瘀。

噩梦与脏腑功能失衡有关

中医认为，多梦是由于外邪侵袭，致魂魄不安于心肝，血不舍魂造成的。噩梦是一种睡眠障碍，外因和内因均可引发噩梦。外因包括室温、卧室的环境、睡觉的姿势等，内因比较复杂，可能是焦虑、抑郁等不良情绪的长期积累，可能是梦者以往有较为险恶的经历或严重的精神创伤；噩梦还与人的性格有关，性格内向、敏感，情绪波动较大的人常被噩梦侵袭。

中医认为，噩梦的发生与脏腑功能失衡有关。比如肝有实火的人，会梦到火。肝主怒，有藏血的功能。做噩梦或者睡不着觉的人主要问题是肝不藏血，这时就要平息肝火，要忌酒、辛辣食物，可吃一些偏酸寒、苦寒的食物，把肝里面的火，甚至影响到“心”的火化掉，这样就能取得一个平衡。此外，可以在临睡前往下揉太冲穴，以泻肝火。

还有一种噩梦，有不少人梦到过：高空坠落，或者路面断裂，走路时突然跌落下去。这样的人往往是脾虚寒证，可吃些温和的食物，比如小米、党参等。另外，可以艾灸足三里穴。

肾阴虚、心火旺，会出现噩梦、失眠、心慌等症状，晚上做噩梦吓醒后可能会伴有心慌的感觉，可按揉神门穴缓解恐惧情绪，要特别注意劳逸结合，不要过度疲劳。

中医治疗噩梦的方法有很多，比如睡前用热水泡脚、听轻柔的音乐、晚饭饿三分、打太极拳等，注意对自身日常饮食、作息及心态等方面的调整，也十分重要。

如何赶走“鬼压床”

在睡觉时，梦到可怕的事发生在自己身上时，想挣扎、喊叫，但是大脑指挥手脚运动、发声的部分，却处于抑制状态，手脚一动也不能动，一点声音也喊不出来，这种情况就是民间俗称的“鬼压床”。

睡眠不好时，出现梦魇的概率就大。如果在深度睡眠时醒来，负责运动的中枢神经还没醒来，负责收发信息的中枢神经却异常活跃，这时候人就只能眨眼、喘气，手脚却动弹不得。另外，如果在睡觉时体位不利，令嘴和鼻子或者胸口受到压迫，心肺的活动就会受到阻碍，呼吸变得不畅，这种来自外部的刺激传到大脑皮层，也会引起大脑一系列的反应，产生梦魇。

中医认为，梦魇的发生与风痰扰肝、心肝血虚、禀赋不足、精神衰弱、瘀血内阻或饮食、药物、情志等因素有关。

应注意增强体质，防止过度疲劳。

《百症赋》中讲“梦魇不宁，厉兑相谐于隐白”，可选用厉兑穴、隐白穴按揉、针灸或者艾灸。操作时，屈大拇指，着四小指内抱之。积习不止，眠时亦不复开，令人不魇魅（源自《诸病源候论》）。

养成健康的生活规律，改变睡姿，减少压力，保持平和的心态，保证充足的睡眠，是赶走梦魇的“自我疗法”。

4. 按摩帮您通通便

俗话说，“一通百通”，一天清晨起床后，只要大便通畅，一天轻松舒爽，若大便不通，那可就别扭了，全身难受。

您真的理解便秘吗?

便秘要从排便次数和便质两方面来说。一般而言，人正常应该每天排便 1 ～ 2 次，部分人隔日一次，若没有什么不适感，也属正常。如果连续 3 天以上没有排便，就是便秘了。另外，正常人的粪便应成形，便质松软，易于排出。若便质干硬或黏腻，难以排出或屡排不净，即使每日勉强排便，也属便秘范畴。

有人认为，便秘算不上什么大毛病，这可大错特错了。很多便秘患者会有食欲不振、胀气、口臭、失眠、烦躁等表现，这些都可能与大便不通有关。长期便秘严重者会损伤肠道、破坏消化道内环境，造成机体代谢和内分泌紊乱。

便秘因素何其多

便秘与当下的工作、生活方式有关。久坐，如伏案、驾驶类的工作，由于长时间保持坐位，腰腹缺少正常运动，使得胃肠道蠕动减慢，食物残渣的水分被过度吸收使大便变得干硬难出。

生活无规律。现代人，尤其是年轻人，熬夜、暴饮暴食，胃肠常常在应该进食时没有进食，在应该休息时反而被塞进大量食物，久而久之胃肠功能紊乱，于是便秘就产生了。

过食辛热食物。如辣椒、白酒、肉类等过于辛辣肥腻的食品，在消化过程中会消耗过多的水分和消化液，造成肠内干涩，影响排便。

另外，情绪问题，如发怒、烦躁，或长期用脑、思虑过度，会影响到植物神经系统，对消化液的分泌和消化道的运动产生负面影响，进而也会造成便秘。

按摩手法可应急

中医内科将便秘辨证分为气虚、血虚、实热、阴虚等多种类型。具体按摩时，也要遵循这些辨证。只是，在论治上，按摩不同于内服药物，本着“急则治其标，治标促治本”的原则，并发挥手法对胃肠道有直接推动作用这一优势，可以按摩来应急。临床上，对于便秘病人的按摩，在通便手法外，根据辨证还会酌情加减与气血、虚实等不同证型相关的手法和经穴，因人、因时、因地而治。具体按摩方法如下：

（1）抱揉全腹。双手掌分别置于脐旁，如抱球状，以顺时针方向、逆时针方向各揉动 12 次。

（2）拨揉左下腹。用双手四指指腹置于左下腹降结肠处，便秘患者可在此处摸到较为粗大的肠管，进行较为有力的拨揉挤按。

（3）叩击骶骨。用空拳或手掌轻快地拍打腰骶部 30 ～ 50 次。

（4）排便时，若觉困难，可自我点按两侧支沟穴（腕背横纹上 3 寸），每穴各半分钟，交替进行，有很好的通利作用。

便秘病人应该在饮食、起居、情绪、运动等方面予以注意。上述手法仅限于功能性或原发性便秘者，最好在医师指导下进行。如有器质性病变，或因严重代谢性疾病、内分泌性疾病所继发，应到正规医院进行治疗。

5. 科学洗脸讲究多

洗脸看似小事，但其中也有讲究，比如水温的选择、洗脸的步骤、护肤方式等。

34℃水温

适合皮肤清洗的水温应在34℃左右，这个温度介于皮肤温度与体温之间，既能清洁皮肤代谢产物及污垢，又对皮肤有一定的安抚和保护作用，有利于皮肤的自我屏障功能的修复。

水温过冷（低于20℃）对皮肤有一定的收敛作用，但长期使用会引起皮肤血管持久的收缩，使皮肤变得苍白、暗沉，皮脂腺、汗腺分泌减少，弹性减退，易出现皱纹及色斑。同时，皮肤毛孔紧闭，无法洗净堆积于面部的皮脂腺分泌物、尘埃及残留物等污垢，不但不能达到美容的效果，反而容易引起角质增厚、皮肤粗糙，影响美容。

水温过热（高于38℃）对皮肤有扩张毛细血管的作用，热水能溶解皮脂，松弛皮肤，扩张毛孔，促使代谢物的排出，洁肤能力比较强。但长期使用热水洗脸，容易引起皮脂减少，皮肤干燥，血管壁活力减弱，导致皮肤毛孔扩张，皮肤失去弹性、出现皱纹。

冷热水交替

正确的洗脸方式：洗脸时尽量少用或不用香皂，而采用冷热水交替的方法进行。

采用这种温水和冷水交替的方法，不仅能达到清洁皮肤的目的，而且通过水温的冷热变换，可使皮肤浅表血管扩张和收缩，增强皮肤的呼吸，促进面部的血液循环，延缓皮肤的衰老，达到美肤护肤的效果。

特殊人群的水温选择

敏感肌肤人群。因其角质层比较薄，皮肤抵抗力差，宜选择与人体皮肤表面温度基本一致的 36 ～ 37℃的温水，可以避免对敏感性的皮肤造成冷热刺激。

试试中药洗脸法

很多中草药在皮肤清洁与保养方面也有非常广泛的应用。在日常生活中，除了用清水洗脸，也可以加入一些中药，坚持下来会有一定的美容护肤效果。

如在洗脸水中加入菊花。菊花性凉，有清热解毒之功效，可缓解皮肤发红，也能抑制痤疮形成。此外，菊花还可有效地抑制皮肤黑色素的产生，达到美白淡斑的效果。

或加入当归。当归性温，有活血祛瘀之功效。用当归煮水洗脸，有一定的祛除黑斑的作用。此外，用当归水洗脸还能滋润肌肤，防治面部皮肤出现干燥、脱屑、瘙痒等症状。

或加入白及。白及有很好的美白保湿作用，可缓解皮肤干燥。此外，白及具有收敛、消肿、生肌的作用，长期使用可以抑制痤疮形成，也可以淡化痘印。

6. 摩面，让您精神抖擞

摩面，即按摩面部，它还有一个更通俗的名字——干洗脸。起床后或工作疲劳时，可用中医的“干洗脸”法提神消肿，让面部更有光泽。

干洗脸最早来源于传统的气功文化，属养生术的一种。可以通过按摩来疏通面部经络，调节面部气血及脏腑功能，对于晨起面部易水肿、皮肤松弛、色斑等问题都有良好的调节作用。

具体方法

（1）清洁双手与面部，双手掌相互摩擦，使其发热。用双手掌从前额正中，向两侧太阳穴平擦（或打圈擦）10～20次；再从鼻部正中向两侧颧部平擦10～20次，随后从面部唇部及下颌正中，斜向上朝颧骨方向擦10～20次。

（2）清洁后搓热双手，用双手掌从前额正中平擦（或打圈擦）到鼻两侧，再摩擦到下颌，再向两侧、向上到颧部，再向上到前额两侧，回前额正中，摩擦20～30次。

按摩时要求用力均匀柔和，以面部红润、微微发热为度。

注意事项

操作时要注意按摩的方向，从中间到两端，从下向上轻微提拉（除前额部），否则会造成面部肌肤下垂。

每次摩面需要约10分钟，非常适合在早晚保养面部时配合护肤品一起使用。建议在面部涂擦适量润肤霜或精华后，再搓热手掌进行摩面。因为手部摩擦带来的热量，在按摩面部时，能够扩张面部的毛孔，使护肤品得到充分的吸收，达到保养的效果，但要注意用力不能过大，以免皮肤受到大力拉扯，反而产生皱纹。

此外，摩面后用双掌心轻敷眼部10～15秒，可使双目有神。

面部有开放性伤口、炎症、痤疮的人群不建议摩面，按摩会刺激局部皮肤，导致病情加重。

简易保健做一做

中医有一些简单易行、养生保健的方法，比如叩齿法、咽津法。

叩齿法：每天清晨睡醒之时，把牙齿上下叩合，先叩臼齿（口腔后方两侧的牙齿）30次，再叩前齿30次，有助于牙齿坚固。

咽津法：每日清晨，用舌头抵住上颚，或用舌尖舔动上颚，等唾液满口时，分数次咽下，有助于消化。

闭口调息法：经常闭口调整呼吸，保持呼吸的均匀、和缓。

吃好早餐养胃气
脾经当值精神足

辰时 07:00—09:00
巳时 09:00—11:00

早晨7点到9点是辰时，胃经当令。此时气血流注于胃经，胃主受纳，腐熟水谷，是气血生化之源。此时是吃早餐的最佳时间，吃一顿营养的早餐尤为重要。

9点到11点是巳时，脾经当令。此时是人体精神最振奋、体力最强健的时候，可以在工作学习之余做一做运动，劳逸结合，振奋精神。倘若因为长期工作紧张、生活习惯不规律等，感到疲劳，还可以做做后面介绍的抗疲劳操，放松身心，轻松度过每一天。

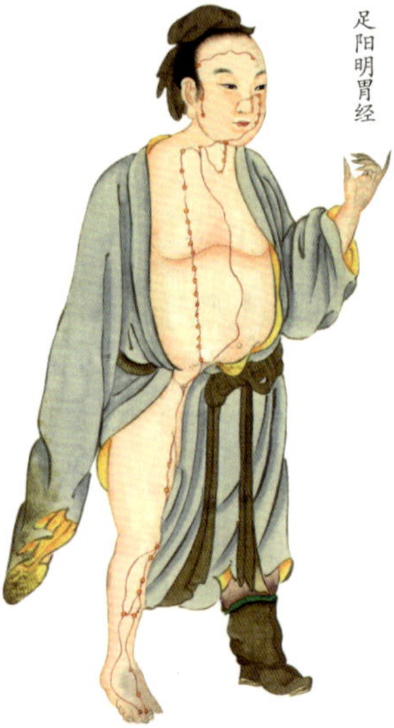

1. 中医跟您讲“脾经”“胃经”

足阳明胃经

胃经的腧穴主要治疗胃肠病，头面、目、口、鼻、齿痛，神志病以及经脉循行所经过部位的疾病，如腹胀、水肿、胃痛、呕吐、咽喉肿痛、鼻出血等。

中医的“胃”被称为“水谷之海”，能够受纳腐熟水谷，并下传于小肠进一步消化。

足太阴脾经

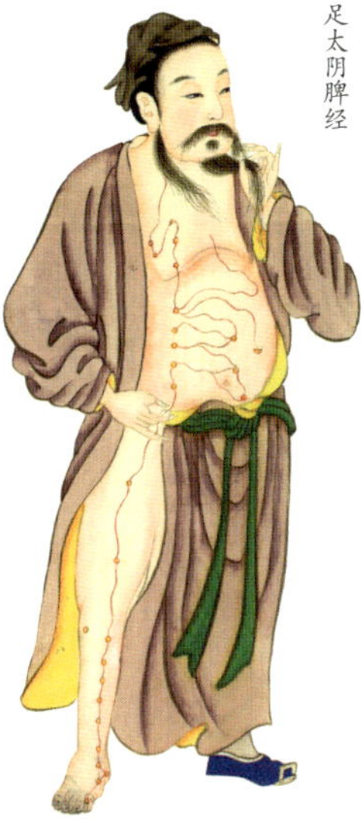

脾经的腧穴主要治疗脾胃病、妇科病、前阴病以及经脉循行所经过部位的疾病，如胃痛、腹胀、便溏、黄疸等。

在中医里，“脾”对人体十分重要，被称为“后天之本”。脾有四个主要的功能：主运化水谷和水液；主升清，将水谷精微向上传输，通过心肺作用化生气血，营养全身；主统血，统摄血液在血管内而不外溢；主肌肉、四肢。

人们经常说到的“湿气重”就与脾关系密切，这就是因为当脾失于运化，水液代谢就会受到影响，停聚于一处，形成痰湿，湿困于脾，又会影响到脾主运化的功能。

2. 保健要穴按一按

足三里穴

辰时是吃早餐的最佳时间，如果脾胃功能不好，身体无法得到充足的营养补充，就不能支撑一上午的工作学习。在胃经上有一个穴位，有很好的治疗胃肠疾病的作用，经常按摩还能强健身体、延年益寿，它就是足三里穴。

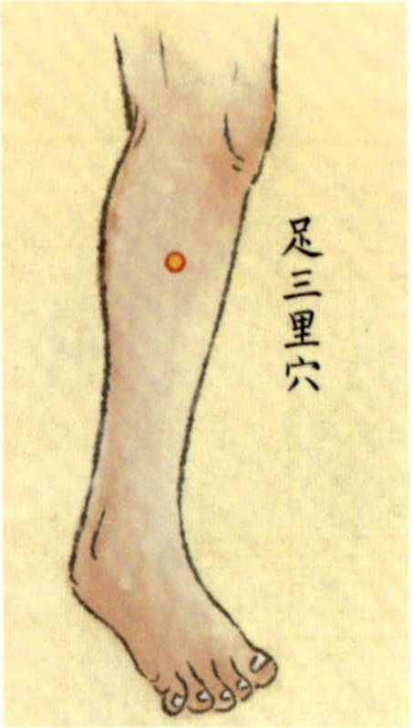

位置：足三里穴位于外膝眼（髌骨下面有两个凹陷，外侧的凹陷即外膝眼）下 3 寸，胫骨前缘一横指处。这里的 3 寸指的是手指同身寸，不是用尺子量的 3 寸，即以自己的四个手指（除外大拇指）并拢的横向长度，一横指指的是自己中指的横向长度。

取名为“三里”，是指它能理上、理中、理下，用于胃部、腹部正中、小腹不适。刺激足三里穴可以激发胃气，调节气血，治疗多种胃肠疾病和其他腹部疾病。足阳明胃经被认为是多气多血之经，气血在该条经脉比较充足旺盛，而足三里穴作为其合穴，又是该经气血最旺盛的位置。因此，刺激足三里穴能最大限度地促进气血的调节和运行，气血旺盛、调畅，人自然健康长寿。经常按揉足三里穴，可以强健身体、延年益寿。

治疗上尤其对“虚证”者更为适合，如心悸、气短、虚劳、小便不利、遗尿、下肢痿软、瘫痪、头晕、耳鸣、眼花、脏器下垂、失眠等。用于养生保健时，常与百会穴、神阙穴、关元穴、气海穴、三阴交穴等配合。

丰隆穴

虽然巳时是一天中精神最振奋的时候，但有些人却觉得肢体困重、乏力，甚至头晕，这可能是因为脾运化功能失司，水液停滞而出现了痰湿。针对此症状，可以试试胃经的丰隆穴，它是健脾祛痰湿的首选穴。

位置：丰隆穴位于小腿前外侧，距离胫骨前缘二横指（中指）外踝尖向上8寸处。

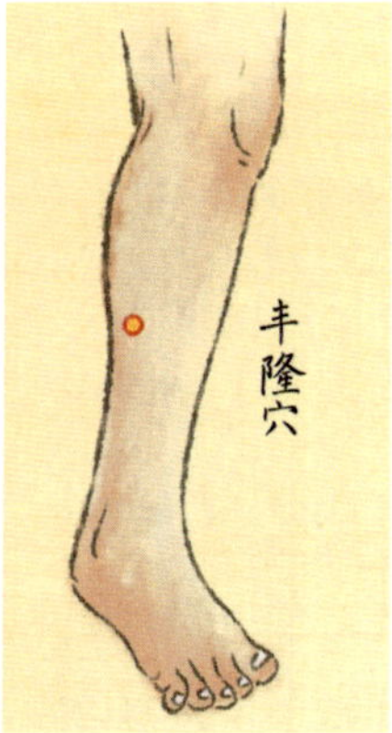

丰隆穴能够调理脾胃、健脾祛痰，是化痰的首选穴，还能理气宽胸、和胃降逆、调理气血、醒神定志。除了可以改善体质、调护亚健康外，临床还常用丰隆穴治疗支气管炎、支气管哮喘、神经衰弱、精神分裂症、癫痫、高血压、血管神经性头痛、眩晕、腓肠肌痉挛等多种疾病。

按摩时，可以每天按摩2次，早晚各1次，每次5分钟，以有酸胀感、能耐受为佳。由于这个穴位肌肉较为丰厚，按摩时应采用食、中、无名三指按揉法。

3. 日常食粥养胃之道

古往今来，中国人很喜欢喝粥。一碗白粥、一碟红头咸菜、一个白水煮蛋，这是二十年前中国家庭最为家常的早餐，也是普通中国人记忆中最贴心的幸福。

粥能够鼓舞人体正气。中医在服用发汗药前，有时也会建议“啜热稀粥”一碗，以助驱邪外出。中医认为，“有胃气则生，无胃气则死”，所以从养生角度来讲，喝粥以早晨为宜，因为早晨是养脾胃之时，喝粥可以鼓舞胃气，顾护正气。

但是，食粥也有许多学问，比如什么体质的人喝什么粥，什么情况下不能喝粥等等，且为您一一道来。

粥真的养胃吗?

喝粥养胃，老百姓似乎都这么认为，而实际并非如此，比如被诊断为胃下垂后，医生一般都禁止患者喝稀粥、面汤、牛奶等流质食物。

为何要禁止呢?这与水的密度大、蠕动慢有关，吃进去的食物不往下“走”，会进一步加重胃下垂。若吃的是固体食物，则其中间存在缝隙，食物在胃中有蠕动空间。同样，对食管反流，表现为烧心、泛酸的患者，若喝稀粥容易往上泛酸，固体食物则不易上泛，因此，这类人群都要少喝粥。

除此之外，喝粥还有哪些注意事项?

从人的体质来讲，脾胃虚寒之人，不可以喝凉性的粥，如绿豆粥、冰粥等，容易导致腹泻；胃热之人，不可以喝热性粥，如黄豆粥。

从人群来分，婴幼儿、老年人、孕妇尽量不要喝粗粮粥。具体来说，婴幼儿及老年人脾胃功能弱，粗粮粥难以消化。而对孕妇来说，怀孕期间，需要摄入足够的蛋白质等营养，而粗粮营养不足，因此也要少喝粗粮粥。

从病症来说，高血糖人群禁止喝粥，因为稀粥容易分解为葡萄糖，不经过消化，直接被身体吸收，致使血糖突然升高，而排尿后，血糖又瞬间降低，容易导致低血糖。如此，使血糖忽高忽低，极不稳定，不易控制。高血脂的患者不要或少喝肉粥，如皮蛋瘦肉粥，但可以喝山楂粥、蔬菜粥，有助于降血脂。感冒发烧的患者，往往习惯在患病后喝点粥吃点咸菜，这是可取的，其道理也在于能够鼓舞人体正气，促进身体的恢复。

不同体质，加点不同的“料”

针对不同体质的人群，如气、血、阴、阳的亏虚等，可有针对性地添加食材。如针对气虚，可以加莲子，血虚可以加大枣、花生，阴虚可以加枸杞子，阳虚可以加山药。

气虚人群

表现：少气懒言、精神疲惫、气短声低，或有头晕目眩、自汗，动则诸症加重，舌质淡嫩。

推荐莲子粥。

【莲子粥】

莲子20克，粳米100克，冰糖适量。将莲子去皮、心，与粳米共置锅中，加水适量，用大火煮沸后，转用小火煮至米开粥稠即成，对多梦失眠、慢性腹泻者最为有益。

莲子的药性平和，能补脾胃之气，可以起到止泻的作用，还有养心安神的功效。需要注意的是，莲子食用前需要去心。

血虚人群

表现：面色淡白或萎黄，眼睑、口唇、舌质、爪甲的颜色淡白，头晕，或见眼花、两目干涩、心悸、多梦、健忘、神疲、手足发麻，或妇女月经量少、色淡，经期缩短或闭经，脉细无力。

推荐大枣粥。

【大枣粥】

大枣10～20枚，大米100克，淘洗干净后加入锅中，加水适量，同煮至粥烂枣熟，加入冰糖或白糖调味，早晚温热食用，具有健脾胃、补气血的功效。

大枣粥性质平和，适用于病后或年老体弱、体虚、胃弱食少、大便溏稀、营养不良、气血不足、体弱羸弱、慢性肝炎、贫血、血小板减少、过敏性紫癜等病症。

阴虚人群

表现：形体消瘦、口燥咽干、两颧潮红、五心烦热、潮热、盗汗、小便短黄、大便干结，舌红少津或少苔，脉细数。

推荐枸杞子粥。

【枸杞子粥】

枸杞子30克，大米60克。先将大米煮至半熟，然后加入枸杞子，煮熟即可食用，可补肾益血、养阴益目，此粥适合那些经常头晕目涩、耳鸣遗精、腰膝酸软者。

阳虚人群

表现：畏冷、肢凉、口淡不渴，或喜热饮，或自汗，小便清长或尿少不利、大便稀薄、面色白，舌淡胖、苔白滑，脉沉迟（或数）无力。可兼有神疲、乏力、气短等气虚表现。

推荐山药粥。

【山药粥】

山药100克（切成块），大米100克。大米如常法煮粥，米熟时加入山药，一起煮至熟烂时关火。经常食用山药粥可以健脾止泻、补肾固精、聪耳明目、延年益寿，适合脾虚、肾虚、平素体弱者食用。

煮粥有讲究

煮粥的过程本身就是一种养生，要有好的心情，耐心搅拌，观察火候，享受煮粥的过程，这样煮出来的粥一定鲜美，效果更好。

煮药粥：首先要辨证，选对食材和药量。一般情况下，煮的时候，先将中药在水中煎煮，去渣留汁，然后用药汁煮粥。或者将中药和粥分开煮，然后将煮好的药汁和粥兑在一起食用。

煮普通粥：先将米用冷水浸泡，或者在冰箱里冻半小时。这样熬粥节省时间，熬出的粥口感好。煮粥时用冷水慢慢煮，由冷渐热，时间较长，不会破坏米中的蛋白质，避免维生素的流失。先用大火煮开几分钟，再转文火，然后不停地顺着一个方向搅动，持续几分钟，就会看到粥呈现出稠状，即可出锅。

煮食材较多的粥：可以底料分煮。大多数人煮粥时习惯将所有的东西全倒进锅里，其实，粥底与辅料应分开煮或焯，最后再放一起熬煮片刻。这样熬出的粥味道浓郁且不会串味，特别是辅料为肉及海鲜时，更应将粥底和辅料分开。

4. 保健运动做一做，养出一天好心情

巳时工作学习之余，要注意劳逸结合，经常运动，缓解疲劳，放松身心。

常用保健简易方法

在国家发布的《中国公民中医养生保健素养》42条中，提到了许多常用的养生保健简易方法，工作学习之余，可以经常做一做。

梳发：用双手十指插入发间，用手指梳头，从前到后按搓头部，每次梳头50～100次，有助于疏通气血、清醒头脑。

运目法：将眼球自左至右转动十余次，再自右至左转动十余次，然后闭目休息片刻，每日可做4～5次，可以清肝明目。

凝耳法：两手掩耳，低头、仰头5～7次，可以使头脑清净、驱除杂念。

摩腹法：每次饭后，用掌心在以肚脐为中心的腹部顺时针方向按摩30次左右，可帮助消化、消除腹胀。

抗疲劳操

现在“累”“困”“没劲儿”已经成为很多人日常生活的口头禅。原来累了、困了，睡一觉就又生龙活虎了，但是现在情况好像不同了，一个劲儿地睡，但好像很难解乏。抗疲劳，可以试试做做操。

直立伸展运动

双脚站立，与肩同宽，双手在体侧自然下垂。吸气，双手经体侧上举，尽量伸展；呼气，双手下垂至体侧，反复交替。

前臂抬举运动

双脚站立，与肩同宽，双手在体侧自然下垂。双手向前、向上抬举，并尽量保持水平后，顺时针转动手腕一圈，再逆时针转动手腕一圈，双手下垂至体侧，反复交替。

抬腿平伸运动

双脚站立，与肩同宽，左手可扶住支撑物，右脚带动右腿向前、向上抬举后，顺时针转动脚腕一圈，再逆时针转动脚腕一圈，右脚带动右腿回到原位。右脚带动右腿向体侧抬举，回位，右脚带动右腿向后侧抬举，回位。然后换右手扶住支撑物，同法抬举左腿，反复交替。

腰部扭转运动

双脚站立，与肩同宽，双手扶住腰骶部。顺时针转动腰部，回位后，逆时针转动，反复交替。

心主神明当小憩
小肠当值宜饮茶

午时 11:00—13:00
未时 13:00—15:00

中午 11 点至 13 点期间为午时，是手少阴心经当令的时间段。午时最重要的两件养生事宜，就是吃好午餐、睡好午觉。手少阴心经属心络小肠，过了午时，就是手太阳小肠经当值的未时（13:00—15:00）。

此时，饮食物在体内消化吸收，气血集中在腹部，人容易产生疲劳感，适宜按摩小肠经，促进消化、改善疲劳。更可以试试中式下午茶，以助消化，调整身体状态。

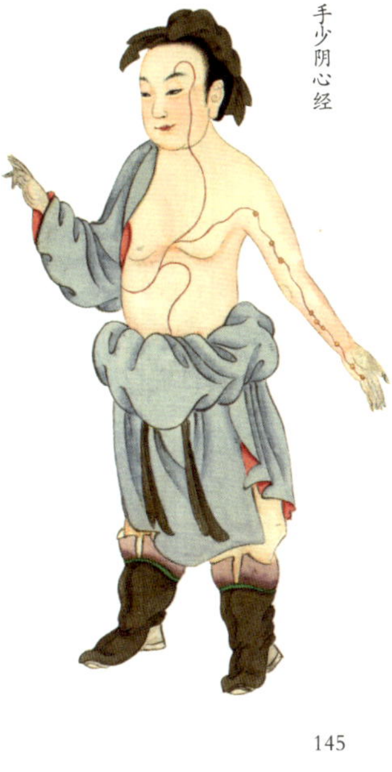

1. 中医跟您讲"心经""小肠经"

手少阴心经

自心中起始，心经当令，离不开心脏正常生理功能的发挥。心为五脏之主，主血脉。血行脉中，脉是血液运行的通道，心有推动血液在脉管中运行以营养全身的功能。与此同时，心其华在面，气血上通于舌，心的生理功能是否正常，也可以通过面部、舌部的色泽变化来判断。

心亦主神明。心具有掌管精神、意识、思维和情志等心理活动的功能，神志类疾病与心的功能正常与否有很大的关系，如失眠、心悸等。因此，午时最宜养心，以便它更精神抖擞地“值班”。

若无暇午休，也可以通过按摩心经上的神门穴，起到补心安神的作用，缓解疲乏无力的症状。心经分布于腋下、上肢内侧后缘、掌中及手小指桡侧，对于心系疾病如心痛、心悸、失眠、癫狂等有很好的疗效。

手太阳小肠经

小肠是接受经胃初步消化的饮食物以及对其进行二次消化吸收的场所。饮食物在小肠被分为有益于身体的水谷精微和需要排出的食物残渣，是人体摄入营养过程中十分重要的一步。手太阳小肠经分布于手小指的尺侧、上肢外侧后缘、肩部、颈部、面部，未时可选取小肠经的养老穴，起到缓解疲劳、疏通经络的作用。

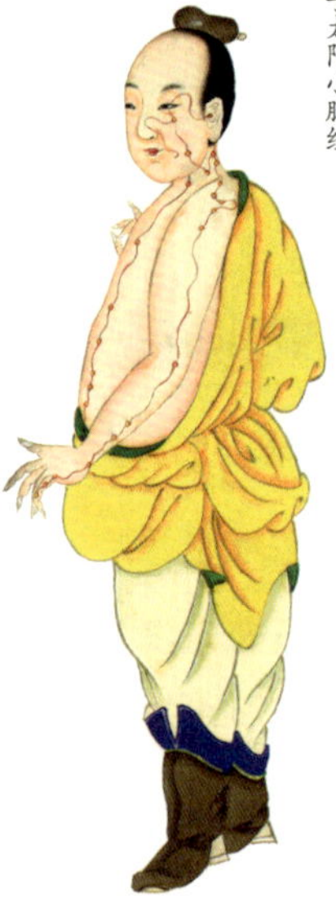

心与小肠这两个脏腑也通过经脉互相络属，手太阳小肠经属小肠络心。脏腑之间的表里关系体现在病理方面，心火旺，可下移至小肠，引发少尿、尿热赤、尿痛等症状。小肠病变，也会影响到心的功能。所以在养生时，可以选取两条经的穴位共同按摩，起到相互调节的作用。

2. 保健要穴按一按

神门穴

神门穴是手少阴心经的原穴，有补心益气、安神降火之功，主治失眠、心悸、心绞痛等。

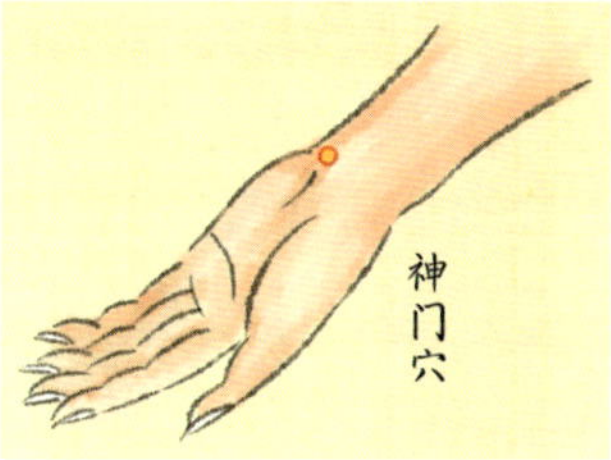

位置：神门穴位于手腕横纹尺侧端，尺侧腕屈肌腱的桡侧凹陷中。

现代社会人们工作繁忙，生活节奏紧张，有时会出现疲乏无力、精神恍惚、失眠健忘等症状，可以在工作闲暇期间按摩神门穴来缓解疲劳，提神醒脑。

此外，中老年人可以多按神门穴预防老年痴呆。心主神志，多按神门穴可以大补心气，心气足了，患老年痴呆的概率也就低了。此穴除了对治疗失眠、多梦、神经衰弱的疗效比较显著，还对戒烟戒酒等戒断症状也有帮助。

用拇指指端反复点按揉或掐神门穴 30 次，按揉此穴时力量不需要太大，一般以有轻微的酸胀感为宜，可用单手拇指去按揉另一只手的神门穴，一般在晚上睡觉前按压效果好。

注意：按压 10 秒后，休息 5 秒钟，左右各按压 5 分钟，每天早、中、晚可各按摩 1 次。

这里教大家一个简便的方法，具有养心血的功效：用拇指和中指环扣握住另一只手腕，来回旋转，或用拇指和食指环环握住另一只手腕来回旋转。手腕部位腧穴多，而拇指是肺经经过的位置，中指是心包经经过的位置，这样旋转可以更好地促进经脉之间的气血相互沟通、联系。

3. 午餐保持好习惯

午时是一天之中阳气最旺的时刻，阳气可助脾运化，此时吃饭，饮食入体内不易生痰。过了午时再进食，阳气渐衰，则“火不暖土”，饮食难化而易变生为痰。午餐要吃好，“吃好”的标准并非是大鱼大肉或是补养之品，而是要营养均衡，要包括主食、蛋白质和蔬菜水果等，少吃油腻食物。

午餐吃什么很重要，怎么吃也很重要。很多人有边吃午饭边看电视的习惯，认为这是一种午间放松的方法，其实不然。“边吃边看”反而会加重身体的负担，让人更加疲倦。

吃饭时，消化器官运送、消化食物需要血液供应，而看剧时大脑活动需要消耗血液，会减少消化器官获得的血液和能量，影响食物的消化和吸收；注意力都在视频上时，无法专心地细嚼慢咽，囫囵吞下，吃两口就停，时间长了饭菜也会变凉，食物难以消化吸收；边吃边看会使大脑处于兴奋状态，对肠胃蠕动有一定的抑制作用，消化液分泌减少，影响食物的消化和营养的吸收，早饱、胃胀、嗳气、食欲下降、营养不良、消瘦等各种消化不良的症状就不请自来了。

消化不良，气血化生不足，就会引起心的异常，导致失眠、精神不足等症状的产生。因此，午餐时不仅要保证营养均衡，还应该注意调整饮食习惯，少看剧，少说话，专心吃饭。

4. 睡个午觉，精神饱满

午时是阳胜转阴的节点，午餐后宜静养，所以要睡午觉。午时又是心经当令，养心重在养神，养神也宜静养。午觉应该怎么睡呢？要想午休小憩睡出好精神，时间不宜过长，在安静、舒适、温度适宜的环境下睡 15 ～ 30 分钟即可。

午睡最好要平躺。如果不具备条件，可坐靠着睡，但不能趴着睡和长期戴眼罩睡觉。趴着午睡会使胃胀气，同时会造成颈椎的扭挫，压迫面部、上肢神经和血管，影响上肢的血液循环；会压迫眼球，造成视力模糊。长期戴眼罩也会压迫眼球，增大眼压。

午睡时空调、电扇不能对人直吹，也不能直对打开的门窗午睡。春夏季节午睡建议用毛巾被搭在腹部，秋冬季节午睡时，若有条件应脱去外衣，盖上被子。

需要注意的是，吃饱了不能马上午睡。因饭后大量的血液在胃和肠，大脑的血容量减少，血压下降，如果这时午睡易引发血栓、中风，同时也影响食物的消化。

5. 未时多饮下午茶

到了未时，来份下午茶。午后阳气渐弱，脾胃功能较上午有所减弱。若午餐时吃了一些油腻食物，就可以饮一杯乌龙茶，健脾消食，助消化。《本草拾遗》记载，饮茶可以“去人脂，久食令人瘦”，可见饮茶去肥腻的功效自古受人推崇。乌龙茶是中国茶的代表，如铁观音等，属于半发酵茶，主要成分为单宁酸，能够刺激胰腺脂肪分解酵素的活性，减少糖类和脂肪类吸收，促进脂肪燃烧，尤其能减少腹部脂肪的堆积。因此下午喝乌龙茶，具有健脾消食、促进运化、减脂降糖的作用，是人体保健防病的佳品。

此外，还有一种有中医特色的下午茶——代茶饮。随着“保温杯里泡枸杞”的口号红遍微信朋友圈，这也成为了中年危机的标配。其实，一捏枸杞子、两枚大枣、一小撮玫瑰花、几片西洋参……泡在时尚的保温杯里，随身携带，这才是现代精致的健康生活。

中药代茶饮使用历史悠久，应用范围广泛，不仅可防治疾病，还能调理病后及养生保健。它既保持了汤剂功效显著的特色，又饮服方便，用药多平和、用量轻，无损胃气，故可长期坚持服用，缓图其效，以和脏腑。

如果饮食滋腻碍胃，出现腹胀等消化不良的症状，可以来一杯加味三仙饮，以消食导滞宽中。

【加味三仙饮】

取焦山楂、焦神曲、焦麦芽各15克，橘红2片（老树）。沸水冲泡，代茶饮用。

用中药泡茶虽然简、便、廉、效，但也必须要辨证，即要根据中草药的性味功能，结合个人体质（寒热虚实）、病症、季节、气候等，要因病、因人而异，辨证应用，才能达到预期效果。

膀胱当令多运动

补肾养精两相宜

申时 15:00—17:00
酉时 17:00—19:00

申时（15:00—17:00）气血流注于足太阳膀胱经。膀胱经为多气多血之经，从头贯穿到足。故膀胱经当值时应多运动，以达到疏通经络、行气活血的目的，可增强工作、学习的效果，按摩、拍打膀胱经也能起到鼓舞气血的作用。

膀胱经起于目内眦，该经的睛明穴、攒竹穴是保养眼睛、调节视力的有效验穴。申时也应做眼周穴位按摩，以调节眼周气血，改善视疲劳。膀胱主排尿，申时也要多饮水，以促进排尿，促进新陈代谢。

酉时（17:00—19:00）阴气盛，阳气相对衰弱，新陈代谢较白天弱，晚饭也应减少食量，但不可不吃。好的晚餐要“查漏补缺”，以低脂肪的蛋白质食物为主，烹饪方式也要以少油的蒸、煮、焖等为主。很多人喜欢晚间锻炼，但最好是在 17 点之前，且进行一些较为舒缓的运动即可，如散步、瑜伽等。或是按摩肾经的一些要穴，如足底的涌泉穴、踝部的太溪穴，都能起到补肾益精的作用。

1. 中医跟您讲“膀胱经”“肾经”

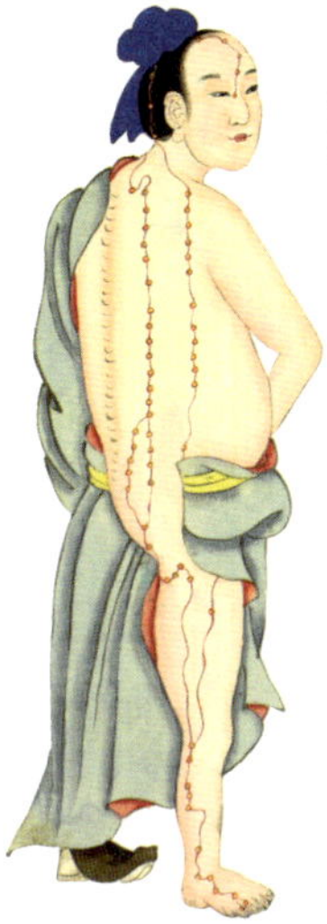
足太阳膀胱经

足太阳膀胱经

膀胱经主持一身卫气，是人之“藩篱”，是抵御外邪侵袭，维护身体健康的重要经脉。而膀胱主要的生理功能为贮尿和排尿。尿液为体内津液在肾的气化作用下生成，下输于膀胱，膀胱的功能全有赖于肾的蒸腾、气化功能。

当膀胱出现病变时，主要表现为尿频、尿急、尿痛，或是小便不利、尿有余沥，或是遗尿、小便失禁等。申时按摩膀胱经，可治疗、缓解经脉所过部位病变，如头项痛、背痛、下肢疼痛等，也可治疗膀胱所主的病症如遗尿，小便淋漓不尽、短赤等。

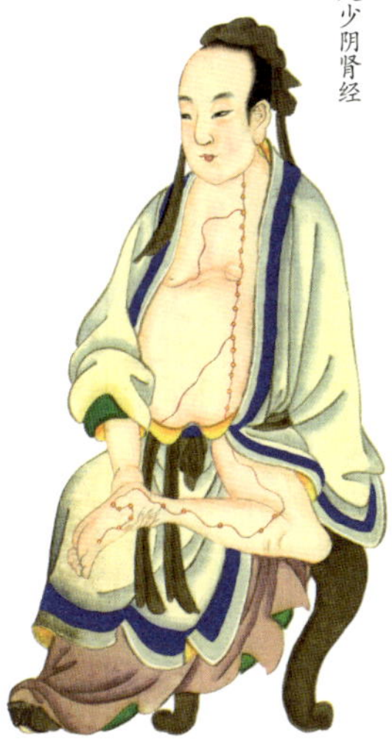
足少阴肾经

足少阴肾经

肾经与膀胱经相表里，承接膀胱经之气血。中医认为，肾为先天之本，主人一身阴阳，肾具有贮存、封藏精气的作用，肾中精气不仅能促进机体的生长、发育和繁殖，而且还能参与血液的生成，提高机体的抗病能力。

肾所藏之精气与脾胃所化生的“后天之精”是人体生长、发育和进行各项功能活动的物质基础。肾主水液，对体内津液的输布和排泄有重要的调节作用。此外，肾在志为恐，恐为一种不良的情绪刺激，易导致气机闭塞，甚至出现遗尿的症状。肾主人体的生长、发育，而在人成长过程中十分重要的骨、髓的发育也与肾有关，肾的精气充足才能充养骨髓。

肾经起于足底涌泉穴，经下肢内侧入腹中。通过经络、穴位补养肾，充盈精气，则髓海得养，不易出现头晕、耳鸣、痴呆等症状。肾经与膀胱经的穴位也可以同时使用，起到协同调节的作用。

2. 保健要穴按一按

很多朋友重视补肾养肾，膀胱经和肾经互为表里，在申时、酉时常拍打或按摩膀胱经、肾经的穴位能有效地补肾养肾，如委中穴、昆仑穴、涌泉穴等。

委中穴

委中穴治疗的病症较多，适用于生活中长期久坐、姿势不当造成腰背酸痛者。

位置：位于腘窝横纹中央，腿弯正中。目前，国际的标

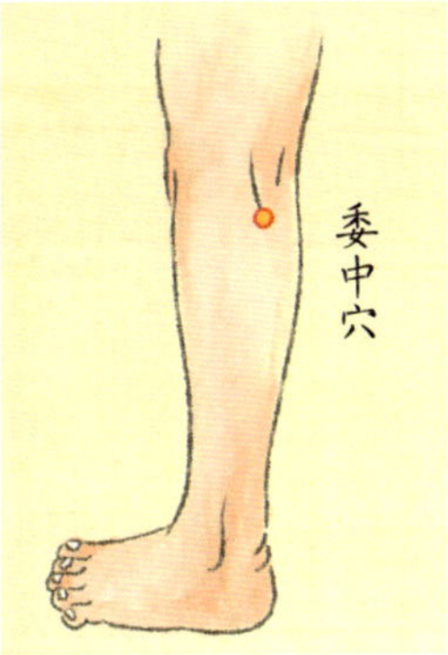

准定位是在腘横纹中点处，股二头肌腱与半腱肌肌腱中间。

可用拇指按压两侧委中穴以通畅腰背气血、振奋膀胱经的活力，还可以“以指代针”按揉委中穴，力度以稍感酸痛为宜，一按一松连续操作，一般可连续按揉30次左右，按压力度可逐渐加大，使患者有麻胀感并向足底部放射为佳。或者两手握拳，有节律地叩击委中穴。通过这些操作可以明显减轻腰背酸痛。若在申时按揉委中穴，效果更为显著。

一个健康的人，其委中穴的部位是凹陷的。如果这个部位有凸起、有条索状物、有结节、有青筋暴露、有明显压痛等，绝大多数说明腰椎存在问题。用手指按揉，让它自行消失，这样选取委中穴才能治疗腰背疼。

每天拍打委中穴可以补肾养肾。每天下午坚持拍打两腘（即委中穴）5分钟，不但能缓解腰背疼及坐骨神经痛，同时还可以起到补肾养肾的作用。人需要不间断地清理血液及血管壁上的垃圾，随着年龄的增长，人体垃圾也越积越多，必然给五脏六腑的运行带来负担，拍打两腘有散瘀活血的作用。如果能持之以恒，就会有意想不到的收获。

拍打两腘，不同反应预示着不同的病变：

（1）若有针点状痧点表示体内有热。

（2）若有包块表示有寒。

（3）若见潮红表示身体正常。

（4）若是红色则为风热，多为亚健康。

（5）若是紫红色则表示瘀热，身体、四肢容易酸痛。

（6）若是青色则为痰湿，容易疲劳。

（7）若是紫黑色则提示体内毒素积滞，微循环障碍严重。

（8）若是黑色，多是长期慢性病患者或长期服用药物者。

拍打后，身上的积滞物（包块、痧点）会自然消失，一般消失越快表示身体素质越好，抵抗能力越强。通常3天内消失为好，多见于年轻人；3～5天消失为一般，多见于中年人；5～7天消失较差，多见于老年人；而在1天内消失的多为儿童。

有下列情形者均不宜拍打：对疼痛过敏者，昏迷、急性创伤、严重感染及患重性心脏病者，女性经期、妊娠期，患有严重出血倾向的疾病，如血小板减少、白血病、过敏性紫癜等。

昆仑穴

昆仑穴属足太阳膀胱经。

位置：在足部外踝后方，当外踝高点与跟腱之间的凹陷处。

取此穴位时，用拇指或食指摸到外踝，然后向后找到跟腱，两者之间是下陷的，向里面微微用力点按时，有一处感觉很酸胀，那就是昆仑穴了。

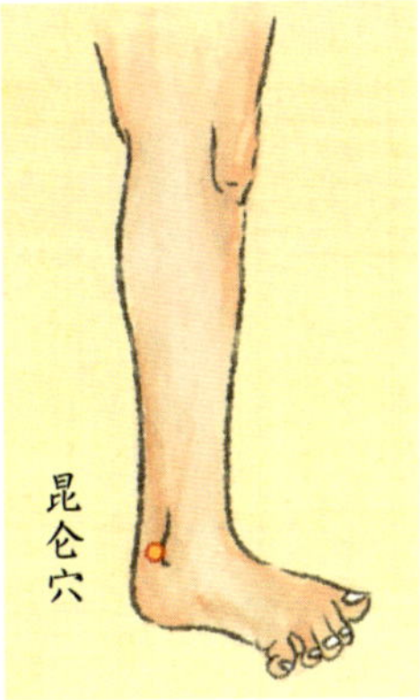

在按摩的时候可以用点法、拨法和推法。一般取俯卧位操作，用拇指找到外踝与跟腱之间的凹陷处，轻轻向里点按，方向可以略向外踝根部，这时会感觉有明显的酸胀感。在点按穴位的同时，可用点揉法适当地做顺时针揉动。

在昆仑穴附近可以摸到一条小小的筋，轻轻地横向拨动它，感觉更明显。另外，还可以沿着跟腱与外踝之间的凹陷区，在上下约 1 寸的长度内自上而下推动理顺，这对足跟、踝关节的疾病和损伤更为直接有效。

昆仑穴的保健作用还体现在运动中，无论跑步、站桩、练太极，或者跳绳、跳舞，以昆仑穴为主的内外踝的放松与灵活运动，及其与其他关节的配合运动都是十分重要的，所以在申时可以做些运动。

适当的配伍是按摩用穴的精华所在，在治疗足跟痛及下肢、腰背肌筋损伤时，可以配合太溪穴。

涌泉穴

涌泉穴是足少阴肾经上的第一个穴位。

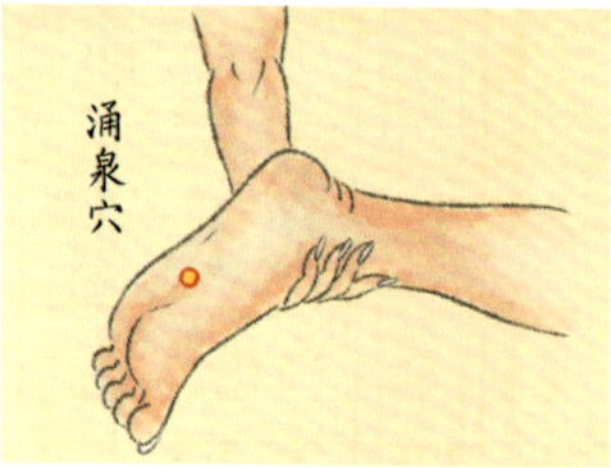

位置：在足底部前1/3，跖屈时凹陷处。

简便取穴的方法：用力弯曲脚趾时，足底前部出现的凹陷就是涌泉穴。

涌泉穴是人体治病、防病、保健的要穴，长期坚持按揉涌泉穴可以补肾填精、延年益寿、活血通络、引热下行，对中老年人防治多种慢性病有佳效。

按揉涌泉穴降血压。按揉涌泉穴对肾阴不足、肝阳偏亢引起的血压升高，能起到调节作用。

按揉时的具体方法：用大拇指的指端在涌泉穴上进行顺时针方向按揉1～2分钟，一天按揉2～3次，可在酉时操作。有时为了省力也可屈曲大拇指，用拇指指间关节来按揉。中老年人也可使用按摩器具，如用按摩棒来点按涌泉穴，每次50下，一天可点按2～3次，也能起到降压的效果。

另外，还可用刮痧板从足趾部向足跟部方向刮涌泉穴，以该处皮肤出现微微红色为宜，操作时局部要涂上刮痧油，避免损伤皮肤。每日1次，可在肾经当令时操作。也可采用一些具有降压作用的中药，如钩藤、罗布麻等捣碎敷于足底涌泉穴上，同样有降压作用。但该方法可能稍费时间，若有现成的中药降压贴贴于涌泉穴则更为方便。

此外，人到中年以后，入睡困难，为了帮助入睡，也可每天在临睡前擦擦涌泉穴。

具体方法：坐在椅子上或床上，先将右脚架在左腿上，以右手握着脚趾，再用左手掌擦右脚心的涌泉穴，直至脚心发热；再将左脚架在右腿上，以左手握着脚趾，以右手掌擦左脚心的涌泉穴，直至脚心发热。

肾俞穴

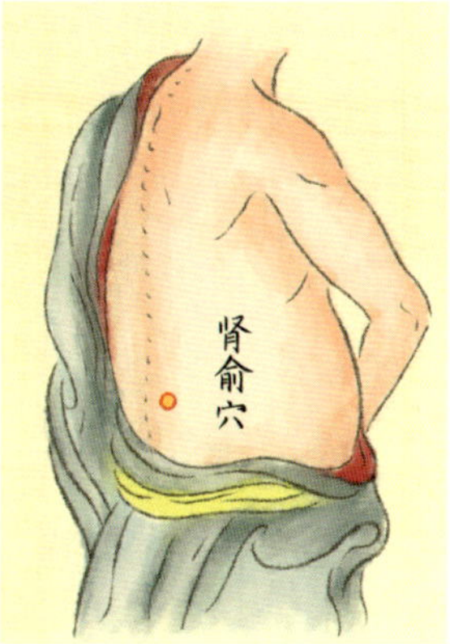

另外推荐一个常用穴位——肾俞穴。

位置：位于人体第 2 腰椎棘突下，旁开 1.5 寸。

肾俞穴主治腰痛、肾病、耳鸣、精力减退等疾病，按摩肾俞穴可补益肾精、肾气。

冬季五行配属肾，因此，冬季可以将双手掌摩擦至发热后，将掌心贴于肾俞穴 3~5 分钟；或者以指关节按揉肾俞穴，直到出现酸胀、发热感为佳，以上方法均可以起到滋肾、补肾的作用。

3. 工作间歇，别忘保护视力

到了申时，上班族长期盯着手机、电脑屏幕，眼球一直处于紧张状态，容易导致眼疲劳。同时，屏幕光照不足或过强，光源分布不均匀或闪烁不定，注视的目标过小、过细或不稳定等，都会刺激眼睛，引起眼疲劳。

此时，可以做一做眼保健操。通过对眼部周围穴位的按摩，通畅眼内气血、营养神经，以达到消除睫状肌紧张或痉挛的目的。

点按攒竹穴、睛明穴。用拇指进行加压点按，注意向头上方用力，最好有酸胀感觉出现。每次保持十几秒钟后放松，然后再加力，如此反复数次。

环揉太阳穴。按摩时，可将两手攥成拳状，两拇指跷起，用拇指指尖按在太阳穴环揉。注意每次 3 分钟即可，不可用力过猛。

轮刮眼眶。用拇指环揉太阳穴之后，放在穴位处不动，然后用屈曲的 2 个食指的侧面，刮上下眼眶，方向是从内眼角向外眼角。一般轮刮 50 次即可，但要注意力度，以微感酸胀为宜。

摩掌熨目。两手掌互相摩擦，搓热以后将两手掌心分别放在左右眼睛上，轻轻按压，使摩擦产生的温热感传递到眼睛。这种方法能促进眼部血液循环，缓解疲劳，并且有安神定志、促进睡眠的作用。

转动眼球。转动眼球也能起到放松眼部肌肉、改善血液循环的作用。

首先，身体坐直，眼睛平视前方，保持头部不动。右臂向右侧完全伸直，抬至肩膀高度，保持手臂绷直并完全伸展，朝头中部呈弧形移动，同时摆动食指，双眼跟着食指的运动，让眼球先滚动到最右边，再向上到眼窝最上方，然后到最左边，再到眼窝的底部。

眼球要在每个位置停留 1 秒钟，开始时做 6 次，逐渐增加到 10 ～ 12 次。然后用左手重复以上动作，让眼球沿相反的方向滚动。随着转动次数的增多会使眼睛有些酸，但是睁开眼之后会觉得视物清晰，再配合按摩手法，效果会更显著。

除此以外，用许多药食两用的食材泡茶或煮粥，也可缓解眼疲劳，如枸杞子、菊花、决明子、密蒙花等。枸杞子具有滋阴补血、益精明目的作用，菊花可疏散风热、清肝明目，决明子可清热明目、润肠通便。

也可选择闭眼休息或远眺的方式放松眼睛，或用搓热的双手轻轻按揉眼眶周围。长时间用眼，应每隔 2 ～ 3 小时休息 10 ～ 15 分钟。由于人在看近物时，眼睛向内、向下看，所以在休息时，应尽量让眼睛向左上方和右上方看。每天特意眨眼 200 次，既有助于清洁眼睛，也能按摩双眼，缓解眼疲劳。

工作时，应注意光线。照明光线应明暗适中，直接照明与间接照明相结合，使电脑等工作物周围的亮度不过分低于工作物亮度。使用能提供明暗对比的柔和灯光，调节屏幕的亮度，并调整反差使字体清晰。

4. 晚餐清淡宜喝汤

晚餐宜清淡饮食，减少食量。大量的水混合各种蔬菜、肉类烹饪而出的汤，就是养生晚餐的最佳选择之一。不同食材烹饪出的汤有不同的功效，喝什么汤也要根据自身情况、体质，经中医辨证去判断，并根据身体情况变化随时调整食材。

容易上火的人，尤其是有胃火、肝火的人，推荐蔬菜汤，如芥菜汤、菠菜汤。芥菜有些寒，体质虚弱的人可多加些生姜和胡椒。而结石体质的人要少吃菠菜，可选择绿豆、海带、冬瓜、莲子等清火食材和雪梨、莲藕、银耳、无花果、百合等润燥食材做汤。

对于体健的普通人来说，晚上建议喝清淡的素汤，利于消化吸收，避免影响睡眠。

【莲子百合汤】

食材：莲子50克，干百合15～20克（鲜百合50克）。

做法：莲子泡发，煮20分钟左右，然后放入泡好的干百合，再煮20分钟左右，共40～50分钟，趁热喝。如鲜百合，煮5～10分钟即可，共25～30分钟。

脾胃弱的人不容易消化油脂，且容易滑肠、大便溏泄，应少喝油汤，喝汤前可以先撇去油脂；如果大便干燥、舌苔厚，则不要喝浓汤，可适当喝清汤。

心包三焦当令时
休养生息好入眠

戌时 19:00—21:00
亥时 21:00—23:00

戌时（19:00—21:00）是心包经当值，心包是心的警卫员，能保护心脏，所以此时保养心包也是保养心脏，能有助于睡眠前的准备。可按摩心包经的劳宫穴、中冲穴，起到调节心脏功能的作用。

亥时（21:00—23:00）是三焦经当值，三焦通行诸气，沟通全身。此时应该沐浴、泡脚，对于身体的休养十分有好处。亥时也是许多人行房之时，但需注意，房事也有养生之道。

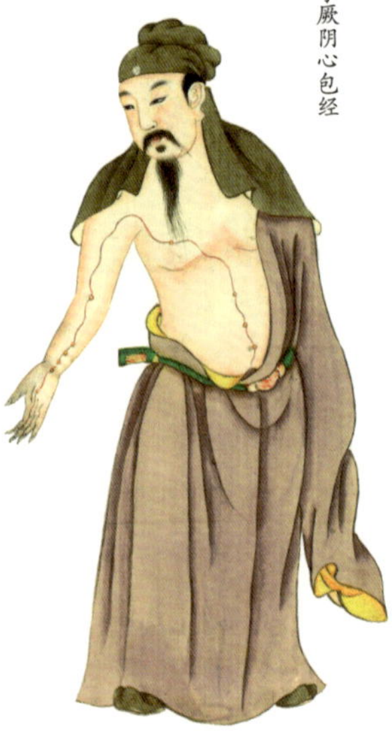

1. 中医跟您讲“心包经”“三焦经”

手厥阴心包经

心包，又称“膻中”，居于心之外，有保护心脏的作用。所以外邪侵袭于心，心包首先受病。手厥阴心包经起于胸中，联系心包，络于上、中、下三焦。心包经与心和胸关系密切，主治心痛、心胸烦闷、掌心热等与心有关的病症。

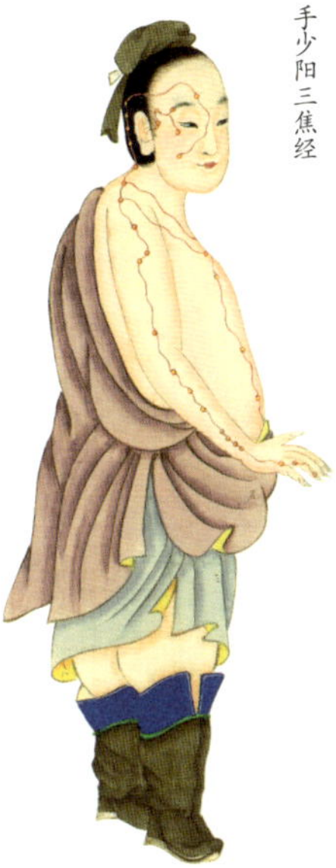

手少阳三焦经

三焦是上焦、中焦、下焦的合称，主要的生理功能是主持诸气、通行水道。三焦是气机升降出入的通道，是气化的场所。元气根于肾，通过三焦的输布充沛于全身。三焦也是运行水液的通道，水液在肺、脾、肾三脏的调节功能下，通过三焦输布到全身。手少阳三焦经经上臂外侧，经过肩部，故对肩胛部疾病有良好的治疗效果。

2. 保健要穴按一按

劳宫穴

劳宫穴属手厥阴心包经，具有清泻火热、开窍醒神、除湿和胃、凉血息风、消肿止痒的作用。

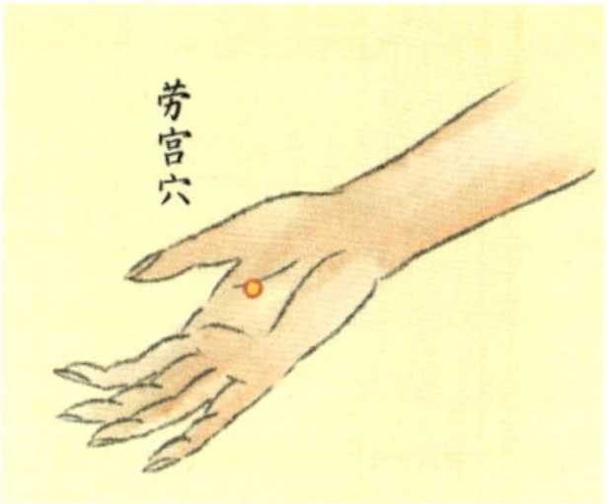

位置：劳宫穴在手掌心，第2、3掌骨之间偏于第3掌骨处，握拳屈指时，位于中指指尖处。

刺激劳宫穴能够保护心脏、帮助睡眠。中医认为，心是君主之官，心主神明，劳宫穴属于手厥阴心包经，心包经对心脏起着保护作用，所以按摩劳宫穴可以起到静心、宁神、镇定的作用，对心火亢盛、心阴虚等证引发的失眠、汗出等有效果，适合睡前按摩。

当生活、工作压力大，经常处于身心疲惫状态时，适当按摩一下劳宫穴，可以加快血液循环，迅速消除疲劳；对于心律不齐，尤其是对于因情绪波动而导致的血压不稳、心动过速也有良好的治疗效果。

按压劳宫穴能迅速安定情绪，让人保持镇定，让心律恢复正常。每晚心包经当令时（戌时），先擦热双手掌心的劳宫穴，用右手掌按摩左脚底涌泉穴，左手掌按摩右脚底涌泉穴各200次，可使心火下降，肾水上升，水火既济，心肾相交，治疗失眠。

点压劳宫穴还可治疗血压骤升。高血压患者因生气、暴怒或激动而导致血压急剧上升，此时可按压劳宫穴，用大拇指从另一只手的劳宫穴开始按压，逐个按压十指指尖，左右手交替按压，按压时要保持心平气和、呼吸均匀。

3. 睡前泡脚助安眠

中医认为，足部是足三阴经与足三阳经交会转接之处，是阴阳气血运行的要冲。而泡脚是中医保健的重要手段之一，睡觉前泡脚能放松双脚，舒缓身心，有利于睡眠。此外，泡脚还能刺激足底的穴位、反射区和经络，促进气血运行，增强人体免疫力。

泡脚时，可以根据个人体质在水中加入不同的中药。

艾叶

将 20 ～ 30 克艾叶水煎 3 ～ 5 分钟，加入 1 ～ 2 克食盐，调成适温使用。艾叶活血祛寒，对于女性宫寒、经行腹痛等效果颇佳。

生姜

将 20 ～ 30 克生姜水煎 3 ～ 5 分钟，加入 1 ～ 2 克食盐，调成适温使用。生姜利水、温阳、健脾、和胃，对于畏寒肢冷、偶有下肢水肿者最佳。

红花

将 10 ～ 20 克生姜水煎 3 ～ 5 分钟，加入 1 ～ 2 克食盐，调成适温使用。红花活血化瘀，对于寒凝血滞、下肢冷痛者效果显著。

4. 房事误区知多少

正常晚饭后 2 ～ 3 小时间行房事最为适宜。性是人的本能，它与吃饭一样是人不可缺少的欲望。现今人们都追求自由、开放，对性生活也不例外。这导致现代人为不断追求性生活带来的快感而频繁行房，甚至有些人在身体已经出现不适时仍通过服用“壮阳药”来达到性交的目的。种种关于房事的误解，您清楚吗？

房事频率是否越高越好

据现代研究资料表明，健康的中老年人性生活的最佳频率如下：35 ～ 45 岁，每周行房 1 ～ 2 次；46 ～ 65 岁，每 1 ～ 2 周行房 1 次；66 ～ 75 岁，每 2 周行房 1 次；76 ～ 80 岁，每 3 ～ 4 周行房 1 次。房事频率应根据不同年龄阶段和各自不同的健康状况来决定。

还有一点需注意，这在古代往往容易疏忽，即不重视女方的反应。其实，若男方固执己见，强迫对方顺从自己的意愿，这不但会对女方身心造成损伤，而且对男方自己的身体也是有害的，长久以往容易发生早泄、阳痿等疾病。

俗话说，“鞋子合不合脚，自己穿了才知道”，同样，房事的频度也不能像百米赛跑那样用秒表来精确衡量。最适合的房事频率是由当事者共同协商而定，可以从夫妻双方都感到舒适惬意，性生活后不影响第二天的正常工作，且身体没有任何不适感等方面进行考虑。

长假时频繁性爱，可以吗

“由于平常上班工作劳累，待放长假后连续几天频繁爱爱，是否可以？”对这个问题，很多男士都很关心。

性生活虽使双方身心都得以愉悦，但要量力而行，因为人的性差异很大。例如，有的人可以每天 2 ～ 3 次，当然这得根据各自的年龄，如果是新婚不久的年轻人，每天性爱的次数较为频繁也是可以的。若到了一定年龄后，如人过 40 岁，“阴气自半”，阳气也自半，容易出现手脚发凉的阳气不足的表现，这时就要量力而行，以第二天不疲劳为准。良好的性爱对身体有益，可缓解压力，减少疾病的发生等。

此外，性生活前首先要有充分的前戏，如拥抱、爱抚等，不要一开始就直奔“主题”，而要充分激起双方的性兴奋，这样的性生活会很和谐。

“一滴精，十滴血”的认识正确吗

古人有惜精的思想，认为“一滴精，十滴血”，对这种说法，现代生殖医学或男科专家认为言过其实，因为精液中主要含有蛋白质等成分，损失点儿，补上便可。但是事实上，这句话其意在强调爱惜精气，强调损耗阴精对人身体的危害，从道家和中医方面来讲，是有一定道理的。

性爱时间越长，性生活质量越高吗

性爱的过程，取决于对方的感受，如对方需求比较大，两人情感比较好，如果时间长能满足对方爱的心理和生理需求，当然是好了。但若是对方比较厌烦或是勉强，那相对来说，性生活的质量就差些。所以取决于两人的交融、两人的配合、两人的匹配。

觉得性爱时间越长越好，而且相互间还攀比，这无形中让很多性爱时间短的男士失去自信心，从而产生自卑感，对以后的性生活也会产生影响。

性爱时间多长为好呢？从世界范围来看，男性一般的性生活时间在 2 ～ 8 分钟，这是正常的。有些网站宣传，低于 30 分钟或 15 分钟都是早泄，这是出于商业目的，人为地制造“患者”。一般女性理想的时间是 7 ～ 13 分钟。男人与女人不一样，男人像电灯，一开就着，一关就灭；而女性像电熨斗，热得慢，凉得也慢，女性从凉到热需要 10 分钟，男性从开到关需要 5 分钟，这时候需要做好性前戏，需要先把女性预热，热了以后，电灯再开，开了以后亮 5 分钟，这样才比较和谐。一般来讲，超过 15 分钟，大多数女性就觉得不舒服了，所以，性生活时间不是越长越好。

另外，在日常生活中，经常遇到男人对自己阴茎大小不自信。实际上，正常的只要能勃起，能插入，就可以。就大小而言，男性在疲软时，阴茎大小在4.5厘米以上都是正常，勃起时能达到9～10厘米就是正常。因为在性生活中，长度不是重要的，最重要的是硬度。只要达到刺激女性阴道前1/3，女性通常就可以达到高潮。所以，作为男性，不要在意自己阴茎的长短问题。

性爱容易诱发心脏病吗

良好的性爱能够减少心脏病的发生，但随着年龄的增长，心脑血管老化，心脑血管疾病发生的概率也日渐增多，所以，如果这个时期性爱过多、过于激烈，导致心脏供血不足，可能诱发心脏病。对于性爱是否会诱发心脏病的问题要辩证地看待，总之量力而行很重要。

若是患有心脏病，如冠心病等，且最近工作较为劳累，如果此时进行性生活，诱发心脏病的可能性较大。此外，诱发心脏病可能来源于婚外情，如性工作者，她们对男性的刺激是极尽所能，让男方更快达到性高潮。在此情况下，由于性极度的兴奋，超过心脏的承受能力，这也容易诱发心脏病。根据国外统计，凡是出现性爱猝死的，很多都发生在婚外恋。

另外，对于以往出现过冠心病的患者，经过3～6个月的康复治疗，目前心电图、心律等各方面都稳定，则不主张节欲，可以逐步恢复性生活，需要注意的是性生活不要太过频繁，且力度不要太大，可以采取侧卧位或女上位等。对心脏病患者，适当的性生活可以提高其生活质量，重拾生活的信心，融洽夫妻间的关系。因此，不能绝对地说，心脏病人不适合过性生活。

老年人性功能下降需要吃药吗

老年人性功能下降既是自然规律，也是一种疾病。因为随着年龄的增长，身体发生了一些变化，如雄激素越来越低，血管功能越来越差，神经肌肉的力量越来越弱，那么相应的性功能也会下降，会出现肾虚、血瘀、痰热等症状，这些因素逐渐累积导致了性功能下降。这既是生理现象，又是病理现象，我们称为生理性肾虚。

性功能障碍是全身疾病的早期信号，是衰老的标志，是全身病变的初步表现，治与不治，因人而异。

许多老年人听信广告，购买鹿茸、牛鞭、驴鞭等药物。这些都是补肾、温阳、血肉有情之品，用于治疗肾阳虚、阳虚精亏。如果病人是由于肾虚精亏导致的性功能下降，适当服用这些药食两用之品是有好处的。但如果是实证的人，吃了这些补肾壮阳药，会适得其反，火上浇油。因此，鹿茸等药物一定要在医生指导下使用。

饱食饮酒后可以进行性生活吗

饱食以后，特别是很饱时，人体血液多数流往消化道，这时阴茎海绵体的血液就少了，勃起会出现一些问题。再者，饱食后进行性生活，挤在一起会对胃产生不适感。饮酒后，酒精会刺激前列腺，在性生活时会造成迟钝，造成性生活时间延长，而前列腺长时间充血容易导致前列腺炎。所以，长期如此对身体健康不利。

少量饮酒可提高性趣，但不宜多喝。白酒一般来说 50 毫升（需因人而异），若是红酒则是 100 ～ 150 毫升。

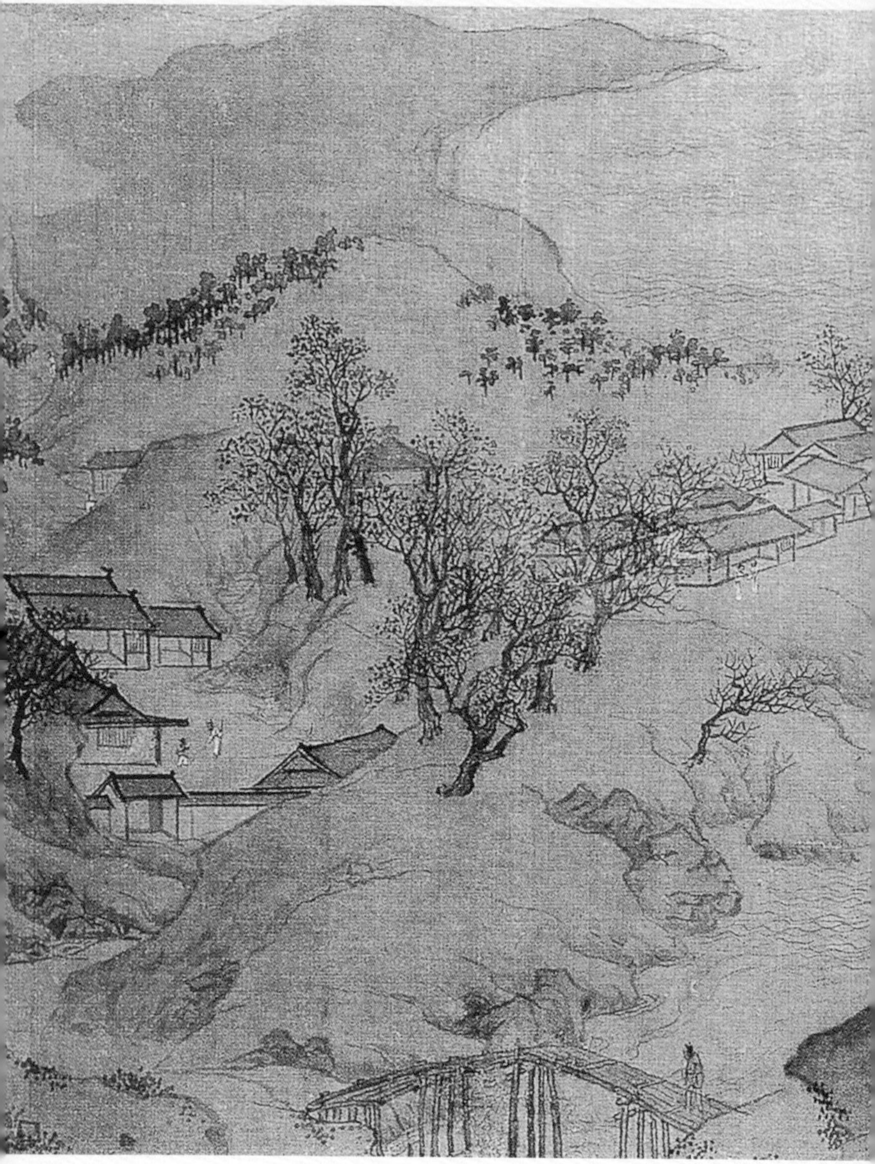

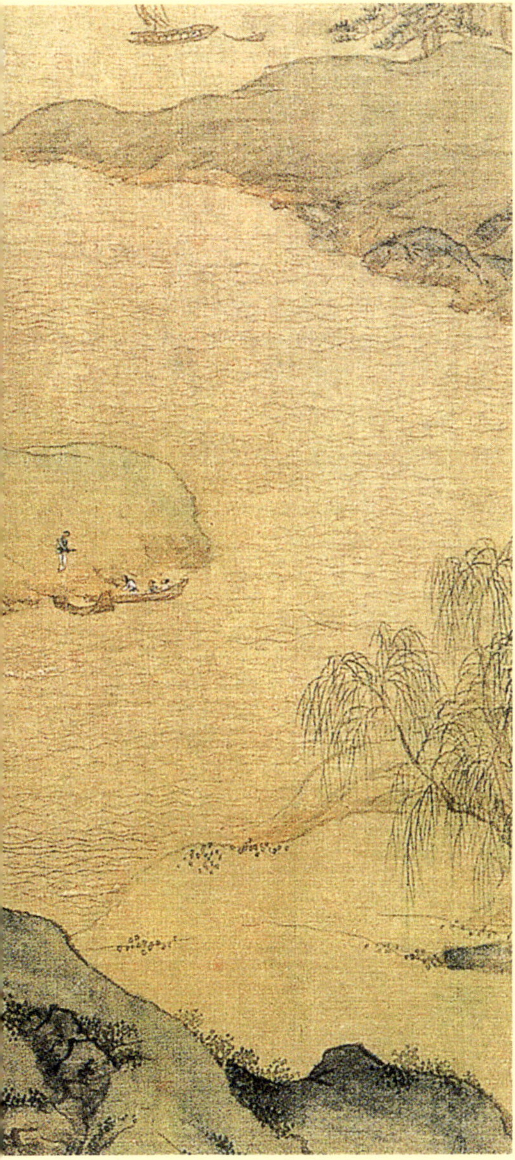

明·仇英·归汾图（局部）

传统中医养生方法

跟着“五运六气”来养生

能治病的音乐

功法习得延寿长

经络穴位的推拿按摩

跟着“五运六气”来养生

2003年的非典疫情，大家一定记忆犹新，在疫情消退后，有专家预测“下半年非典还将卷土重来”，世界卫生组织有关负责人也表示非典疫情随时可能再次暴发流行，所以当年入秋后防控气氛非常紧张。安徽中医药大学教授顾植山是研究“五运六气”的专家，他在当年8月完成的《疫病钩沉》中预测：2003年秋季“完全不具备运气致疫条件”，下半年“像上半年那样的大规模流行不会再出现”，后来的情况也恰如其言。

1. 健康的规律有迹可循

不止非典疫情，当今，数以十万计的现代病名横空出世，让人望而生畏。

回顾《黄帝内经》记载，早在几千年前，黄帝就代表黎民百姓向天师岐伯问道，为什么上古之人更健康？岐伯一语道破天机，因为当时的人们丢掉了上古的健康之道、自然之道，所以短命多病。要获得真正的健康，就要起居有常，顺

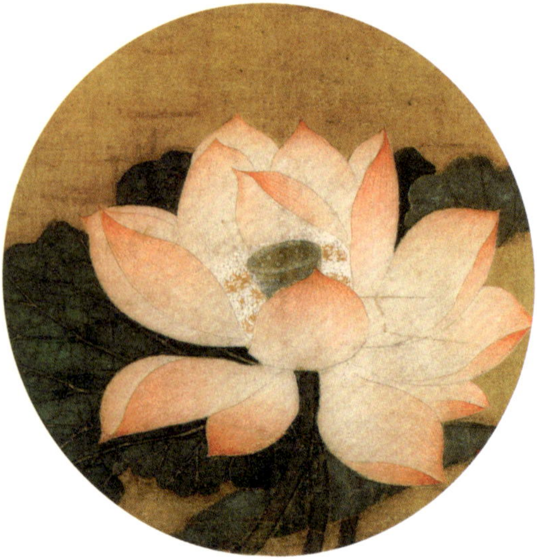

南宋·吴炳·出水芙蓉图

时养生。

健康不是靠幸运，而是有规律可循的。中华民族的文明史始终贯穿着天—地—人及其运行规律的探究，“人法地，地法天，天法道，道法自然”的天人合一观，是对生命和健康的基本认知。回归自然，法于阴阳，才是健康之道。

作为中医学理论核心的五运六气，承载着天人合一的核心内涵，《黄帝内经》“运气”七篇讲的都是时空运行规律。人们在时空中波荡，与天地自然和谐相处就健康，不和谐就会产生疾病。

一天、一年、一甲子、一大运……不同的时间单位告诉人们不同的养生信息。所谓“奉天承运”，就是指掌握规律，顺应规律，这个规律就是五运六气。跟着“运气”管理健康，可以达到事半功倍的效果。

2. 五运六气是什么

先人用干支纪年来表达天地不同的气运交感特征。干支年不仅是一个时间符号，而且还包含了气象、天象、物象、脉象、病象等诸多系统信息，从而有了观象推演模型，成为生产生活、健康养生的指导工具。

五运六气是运用五行配合天干地支来研究各年份、各时节的气候变化规律。

五运即五行，运和行都是运动变化的意思。五运将每年分为五步，每步 73 天，依木、火、土、金、水五行性质顺序相生。

六气是阴阳气化运动的六个时空方位，分为六步，每步 61 天，按照风木、君火、相火、湿土、燥金、寒水的顺序，反映风、火、热、湿、燥、寒六种气象的推移。

但五运六气不是单一的循环周期，其运行规律受诸多因素干扰，非常复杂，且不断变化。如果仅仅将五运六气用来探讨气象运动规律，或看作是天气预报，那就太过狭隘了。

要想读懂“五运六气”，可以先从生活中的细节来感受一下。

如想饮上一杯上好的茉莉花茶，需要用伏天茉莉花窨（xūn）制；制作上好的白毫银针，需要手工采摘的明前单芽。

文人墨客写下“西塞山前白鹭飞，桃花流水鳜鱼肥”“蒌蒿满地芦芽短，正是河豚欲上时”这样的诗句，来表述鳜鱼、河豚的最佳食用时节。时节可以理解成二十四个节气，它年复一年，周而复始。

有很多朋友还有这样的体会，同是一个品种的甜瓜，同一个时节采摘，只是由于年份不同，味道就有所不同，有的年份会比较香甜，有的年份则味道清淡。

提起年份，更容易让人联想到葡萄酒，葡萄酒的年份指的是酿造该葡萄酒所选用葡萄的采收年份。在不同年份里，即便是同一酒庄、同一位酿酒师使用同一葡萄园内的同一葡萄品种酿造的同一款葡萄酒的风味都会千差万别，这是什么道理呢？

因为大自然中的万事万物，都受着天地间五运六气的影响，会在不同的时序、空间中，展现不同的风姿。古人们充分认识了这个特点，运用五运和六气的运动节律及其相互化合，来解释天体运行对气候变化，以及天体运行、气候变化对世间万事万物的影响。这个万事万物当然包括了之前讲的鳜鱼、河豚，也包括了葡萄酒、明前单芽。

3. 如何跟着“五运六气”来养生

读了《黄帝内经》就会知道，五行是对一年中五个时段的气息特征的概括和表达。把一年分作五个时段，就会依次出现木、火、土、金、水五大类自然气息，也就产生了五行。

时令的顺序是春→夏→长夏→秋→冬，所以五行相生的顺序是木→火→土→金→水。

五运配以天干（十干统运），六气配以地支（地支纪气），根据各年纪年，由干支组合成甲子。十干统运，运从甲始；地支纪气，气从子始。所以甲子结合，成为推算六十年中运和气的演变、气候变化及其对生物影响的方法，天干和地支也是运气学说的推演符号（工具）。

五运的主运主司一年春、夏、长夏、秋、冬的常位之运。

客运主司一年中各季节出现的变化之运。

六气的主气用来说明二十四节气气候的常规变化。

人生活在天地间，作为天地的生灵，万事万物之一，同样遵循着五运六气的规律与法则。跟随着运气的“生、长、化、收、藏”，完成生命的“生、长、壮、老、已”。

专家们已用大量气象资料的统计分析证明五运六气客观规律的存在。在临床中，应用五运六气指导，治疗疑难杂症甚至急危重症救治都有难得的疗效。比如在临床实践中，当要求患者改变作息时间，加上中医治疗和健康管理后，绝大部分高血压、失眠、月经不调患者可以得到很大改善或治愈。而当他们回到不正确的作息时间时，疾病又开始复发，可见时间节律的重要性。

养生要顺应阳气生—长—化—收—藏的动态趋势，春夏养阳，秋冬养阴；借天之力，调整身心，春生志，夏无怒，秋安宁，冬藏匿，这就是五运六气要求人们遵循的健康规律。

一个人的先天禀赋中，父母的遗传因素是重要的先天之因，但是时间、空间（如南热北寒、东湿西燥）的差异也在一定程度上影响着生命的形成和变化。在运气周期内的某一时段孕育的人，会受到该阶段的气化规律的影响。

有专家做过这样的研究，出生在冬季的人群，其受孕时间为该年的春天，整个胎孕期顺应了春、夏、秋、冬四时之序，从五运六气学说来讲，其阴阳相对等量，冬天足月出生的人往往不易生病；出生在秋天的人群，其受孕时间为前一年的冬天，因此整个胎孕期的顺序从冬开始，经历春、夏、秋，稍稍违背了四时生长之序，其阳多阴少，因此其体质往往次于冬天出生的人。而在春夏出生的人群，其受孕时间在头一年的夏天、秋天，其胎孕期的顺序为秋、冬、春、夏，与四时之序相逆，阴多阳少，所以，春夏出生的人常常容易生病。

可以说，一个人出生或者受孕于什么年月，就会有什么样的脾气，肝气旺、脾胃虚，或者心火盛；到了某一年，当大的气候与自身的小气候产生呼应，会比别人更容易出现某些健康问题。这些问题，都可以在一定程度上通过运气学说来找寻答案。

五运六气对后天体质也产生较大的影响。当人离开母体时，五运六气就会直接影响人体脏腑的气化活动，因此对人体生理病理状况，以及致病的倾向性都会产生影响。有专家对北京地区肾炎发病情况与运气学说的相关性进行了研究，结果发现，在不同的运气时段中，肾炎的发病率确实存在差异，且明显与“水运”和“湿邪”相关。当然，在应用这种规律进行疾病治疗时，需结合不同个体脏腑的先天功能状态，再确定相应的方法。

运气学说不是凭空产生的，它是在悠远的农业文明中，古人通过对天文、历法、物候、病候关系不断进行反思、总结、应用和修正而提炼出的，其根基是对天象的客观观察，又在医学中得到了实践与升华。

4.“五运六气”大家刘完素的养生四阶段

金元四大家之一的“寒凉派”创始人刘完素，对“五运六气”很有研究，曾对它进行了详尽阐述。他将“五运六气”的理论应用于养生，在养生上有独到见解。他认为养生分为四个阶段，用此“方法”养护自己，活到了约 90 岁高龄。

第一阶段：少年宜养

刘完素认为，养生应从少年和壮年身体健康时开始。对于少年，刘完素认为此时期的特点是“血气未成，不胜寒暑，和之伤也。父母爱之，食饮过伤”。

少年时期是人体生长发育的关键时期，无论脏腑还是形气都处于娇嫩状态，此时在饮食上不应吃得太过营养与油腻，“若要小儿安，三分饥与寒”，清淡均衡的饮食更利于孩子的茁壮成长。

由于外界环境及社会的发展变化，现在的父母对孩子过于溺爱，应放手让孩子学会适应，接触大自然，从而增强身体素质。

第二阶段：中年宜治

刘完素认为，中年时期即 20 ～ 50 岁，人体发育成熟，是最兴旺的时期，此时期的特点是“和气如夏，精神鼎盛”。

现代人工作、生活压力大，劳累过度，快节奏的生活使他们疲惫不堪。《素问 · 上古天真论》曰“恬淡虚无，真气从之，精神内守，病安从来”，此时，需要调养心神，力戒各种不良情绪刺激，做到志闲而少欲，心安而不惧，劳逸适度，饮食有节。

日常生活中可以用些石斛麦冬茶来养阴清火，调节体内阴阳气血，保证脏腑功能正常运转。

第三阶段：老年宜保

刘完素认为，50 ～ 70 岁是老年阶段，本时期的特点是“和气如秋，精耗血衰，血气凝泣……形体衰弱，思虑亦多”。

老年人的身体功能日益减退，身心都会出现诸多不适。《灵枢 · 天年》曰“五十岁，肝气始衰”，此时应养肝护肝，可以多食用药食同源之物薏苡仁、枸杞子、桑椹等。“六十岁，心气始衰……七十岁，脾气始衰”，可用酸枣仁、合欢花、黄芪等药物，健脾养心。

老年养生的关键是保养真气，即维护体内阴阳平衡，注意饮食起居，劳逸调摄，避免损伤。

第四阶段：髦年宜延

刘完素认为，人体生命阶段的第四阶段是 70 岁至百岁，进入生命终末阶段，精神游荡不息，筋骨松弛。

身体此时已经进入功能减退状态，饮食上要做到少而精，口味清淡，多食用绿色蔬菜，多饮水，保持大便通畅，居住地方应幽静而不嘈杂，可运用如八段锦等心神调节的方法来平衡阴阳，调和全身气血。关于药物调养，可咨询专业医师，服用延年益寿的补益药，以补精气、养元气。

能治病的音乐

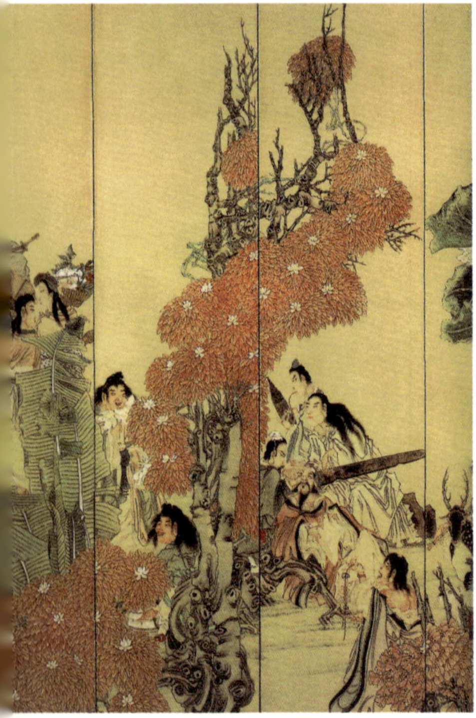

清·王文亭·王母庆寿图（局部）

一曲终了，病退人安，这是音乐治疗的最高境界。有位研究古琴的中医大夫诊治过一个8岁的小患者，这位患者好动，注意力不集中，上课总是走神，孩子的妈妈很着急，去医院看过几次，效果一般，也不想总吃药，就想试试音乐治疗。

孩子一进诊室，就被墙角的古琴吸引了，医生鼓励他去拨琴，一指下去，孩子的眼睛亮了，可能是古琴悠扬委婉、流转舒缓、宽阔苍凉的声音吸引了他，孩子弹了4分多钟。医生看出孩子对古琴有兴趣，通过古琴可以提高他的注意力，就要求他每天来“随意弹琴”。第一天5分钟，第二天10分钟，第三天15分钟……经过一个星期的治疗，孩子好动、注意力不集中的问题基本解决了。

生活在快节奏的都市人，精神压力大，“精神感冒”的发病率很高。而音乐疗法不用吃药打针，尤其适用于感觉心情烦躁、压力过大、疲劳不堪、睡眠不佳、身体疼痛的人群，且能促进组织恢复生长、提高记忆力、促进智力开发，并对加强自闭症儿童的社会沟通能力十分有益。

其实，世间万物都是互相渗透，互相联系的。音乐不仅可以怡情养性，还可以治病疗疾，中国古代诗文中就有许多关于音乐疗疾的故事。现代科学实验已经证明，音乐能够直接作用于人的脑电波、心律和呼吸频率，能直接影响人的生理和心理。

1. 养生的音乐从何而来

早在两千年前，中国的古人就已经运用音乐治疗疾病了，我国先秦时期的文献《白虎通·礼乐》中就载有“调和五声以养万物”的论述。我国古代先民早就注意到声音对人体的影响，比如《黄帝内经》提到的“祝由”，就是通过咒语来治病祛邪。

南北朝医家陶弘景根据道家先人经验归纳了“呼吸吐纳

六字诀”，记录在《养性延命录·服气疗病篇》中。他认为吸气只有1种，而呼气有6种，不同的呼气发出不同的声音，对人体五脏有不同的影响。具体来说，呼气有“吹、呼、嘻、呵、嘘、呬”6种方式，并有不同的功效：吹是祛风的（肾），呼是祛热的（脾），嘻是祛烦的（心），呵是下气的（心），嘘是散滞的（肝），呬是解除疲劳的（肺）。

后来，佛教中的高僧将呼吸的六字诀与四季对应起来，进一步探索声音对人体的影响。

魏晋以后，音乐和医学在理论和实践上都进一步有所融合，文士有意识地将音乐与养生联系，并且融注到生活当中。古琴“中正和平，轻微淡远”的审美趣味，尤其得到文人喜爱，传承三千年未曾间断。琴音有益于养生，乃是儒、道与医家的共同认识。

唐代之前，角、徵、宫、商、羽五音调和肝、心、脾、肺、肾五脏的中医五音疗疾理论已有发展，当时人们进一步认识到五音六律对养生、保健、治病的作用。

随着医学的不断进步，人们对音乐的认识越来越完备和全面，而音乐也更多地被运用于治病养生中。

2. 中医说：音乐为什么能治病

中医五音疗疾的理论基础就是五行与五志相生的关系，

通过音乐对人的情志进行对抗性治疗。《素问·金匮真言论》中，将五音形成的不同意象，与木、火、土、金、水五种物质属性相匹配而归纳概括为：木，其音角（清脆悠扬似木）；火，其音徵（热情躁动似火）；土，其音宫（温和厚重似土）；金，其音商（凄切委婉似金）；水，其音羽（轻柔延绵似水）。

中医的五志为怒、喜、思、悲、恐，分别对应肝、心、脾、肺、肾。在应对“七情五志”引发的各种疾病时，结合不同的症状弹奏或欣赏相对应的音乐，可以起到很好的治疗、调节效果。

如《三国演义》中大家熟知的“诸葛亮三气周瑜”这个情节，最后周瑜怒气冲心，吐了一口黑血而亡。其实要让周瑜听一些忧伤的音乐，气就生不起来了，因为中医讲“忧胜怒”。听音乐一定要和环境、布局结合在一起，再配合饮食、颜色等，这才是中医整体观与致中和

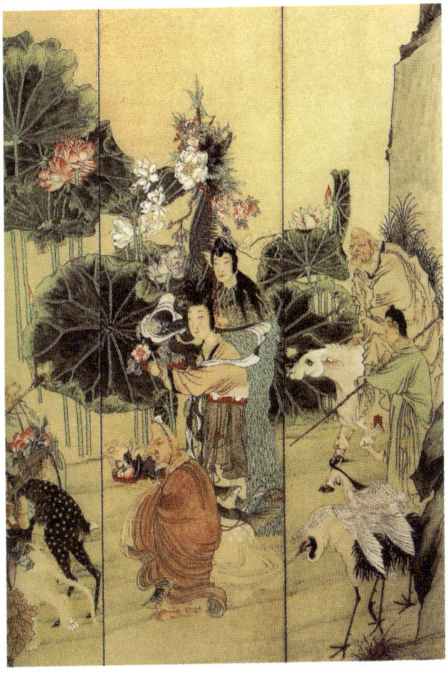

清·王文亭·王母庆寿图（局部）

哲学理念的体现。

音乐具有与气血相接的能力。五音可以入五脏，音乐、脏气之间互动、共鸣，不同调式的音乐对人体脏腑有相应的影响。比如角音入肝，肝系疾病可以根据五行生克的规律用于治疗，同时也可以用于治疗他脏之病，对情志所致的各种脏腑失调作用较为明显。

五音

角音：肝，木，升发舒展，发散抑郁，平抑怒狂。

徵音：心，火，欢快活泼，畅快情怀，调通血脉，抖擞精神。

宫音：脾，土，中和温厚，提振食欲，纠正情志异常。

商音：肺，金，鲜明肃劲，平缓急躁，助发泄悲观情绪。

羽音：肾，水，悠扬开朗，启迪心灵，促进生长发育。

六律

律是指乐音的不同音高（调式），相当于现在所说的 C 调和 F 调等。

其中单数为阳，有 6 种，被称为六律；双数为吕，有 6 种，被称为六吕。

六律：黄钟、太簇、姑洗、蕤宾、夷则、无射。

六吕：大吕、夹钟、仲吕、林钟、南吕、应钟。

以上合称为十二律，其中《黄帝内经》中的“六律”与六腑及六阳经相联系。

3. 音乐治疗不是单纯听音乐

治疗性音乐活动的对象是病人（也包含需要保健的正常人），治疗时往往会由音乐治疗师根据病情需要，适当考虑病人的性格、文化程度等特征，制定欣赏或者表演的内容，以达到治疗或康复的目的。所以治疗音乐需要遵循中医阴阳、五行、情志等方面的治疗原理，为“治疗疾病”而创作，与一般音乐欣赏不同。

因此，音乐不能有较大的起伏和波动，情绪的变化必须在一定的范围之内，旋律、节奏必须相对平稳，让一定刺激量的音乐持续足够的时间，就像服用药物一样，使药效维持足够的时间和均匀的作用。

虽然如此，治疗音乐也需要有欣赏性。若使用单调的节奏、无休止重复的旋律、固定的音高，倾听这样的音乐不到 5 分钟，患者就会烦躁不已，不但起不到治疗作用，甚至会起到反作用。

在治疗时，音乐治疗可以分为主动治疗和被动治疗。主动音乐治疗活动偏重于创造性活动，其形式有音乐表演，如演唱、演奏等；被动音乐治疗主要是接受性活动，如音乐欣赏等。

按照中医理论，一般主动性音乐治疗病情属“阴”的患者，如精神发育迟滞、神经性厌食症等；一般被动性音乐治疗病情属“阳”的患者，如原发性高血压、冠心病、失眠症等。但是也不能一概而论。

4. 古琴与二胡：传统乐器中的养生文化

有人说，最好的作曲家一定是善于调和五行的高手。二胡是最接近人声的乐器，它可以将人的七情六欲表达得淋漓尽致。二胡的声音，如同流水一样可以浸入人体内，其极具人性化的音质，能够深深地感染听众，从而唤起人们美好与高尚的情感，给人以“正面”的情绪，调节人体阴阳平衡，达到养生的目的。

二胡的美妙之音，仿若来自天际，沁人肺腑，悦人耳目，平和阴阳；弦脉互动，养生于音，通宣心肺，健安容颜，可谓“大乐于养，上音若水”。

适宜五脏的二胡最佳曲目

肝——《良宵》

肝气顺畅需要木气条达，这首曲子中属于金的商音元素稍重，刚好可以克制体内过多的木气。同时曲中婉转地配上了较为合适的属水的羽音，水又可以很好地滋养木气，使之柔和、顺畅。

心——《紫竹调》

心气需要平和，这首曲子运用了属火的徵音和属水的羽音。补水可以使心火不至于过旺，补火又可使水气不至于过凉，利于心脏的功能运转。

脾——《战马奔腾》

这首曲子中运用了比较频促的徵音和宫音，能够很好地刺激脾胃，使之在乐曲的刺激下，有节奏地运化食物。

肺——《阳春白雪》

肺气需要滋润，这首曲子曲调高昂，包括属于土的宫音和属于火的徵音，一个助长肺气，一个平衡肺气，再加上属于肺的商音，可以通过音乐把肺从里到外彻底“梳理”一遍。

肾——《梅花三弄》

这首曲子可以调节肾气，舒缓压力，令人一曲听罢，神清气爽，倍感轻松。

抑郁

抑郁是目前都市人群容易患的情绪病之一，尤其是轻度抑郁、间歇性抑郁。抑郁大多是由于“肝气郁滞”或者“肾气盈而不得泄”引起，青年女性、更年期女性或青春期男性尤其容易患此病。

音乐治疗时，可以先听听《在那桃花盛开的地方》《牡丹之歌》《红梅赞》《春天圆舞曲》等“舒展”的音乐，达到疏肝理气的效果。“舒展”后接着要听一些轻盈、温馨的曲子来“安慰”情绪，比如保罗·西蒙和加芬克尔唱的《斯卡布罗集市》，来进一步巩固疗效。

失眠

从古琴的角度来说，音乐能让大脑处于放空的状态。古琴琴音中的散音好像是在人体选定的穴位，按音是在选定穴位上的振动按摩，类似于针灸的行针。听古琴曲就是人体接受音乐按摩治疗的过程，让人体在最大程度上通过神经、皮肤接受琴音所带来的物理震动，让大脑和身体都充分放松入静，为睡眠做好前期准备。

每天听一次古琴曲《良宵引》《平沙落雁》《双鹤听泉》或《心游太玄》，每次半小时，同时按压内关穴，配合呼吸调整，有助于摆脱失眠困扰。

心理康复

用音乐的方式帮助人们宣泄情感，比传统的语言式的心理维护更容易深入人心，也有较强的可操作性。人的生物钟是有规律、有节奏的，当音乐的节奏、旋律和自己内心所感受到的节奏吻合时，就会产生快感和愉悦。

在心理灰暗的时期，音乐治疗贯穿于整个治疗和疗养过程，使绝大多数人从最悲痛的创伤性事件中恢复过来，重新过上正常的生活。

除此之外，音乐有利于消除精神紧张和烦躁不安的情绪，因此会促使血管舒张，血液流畅，减低紧张程度，从而使血压下降，改善心脑供血状况。高血压患者要听一些抒情、优美、广阔、充满诗意的曲子，如我国著名歌唱家演唱的《春江花月夜》。

优秀的音乐家会在每一个音符和每一句歌词上下功夫，安静聆听，能使人进入澄静、宽广的心境，歌曲将景、情、理水乳交融的幽美意境展现得恰到好处。

功法习得

延寿长

中国人认为，“精、气、神”是人体“三宝”，与人体息息相关。形体的动静状态与“精、气、神”的生理功能状态有密切关系。静而乏动则易导致精气郁滞、气血凝结，久即损寿。运动可促进精气流通，气血畅达，增强抗御病邪能力，延年益寿。

运动养生能锻炼肌肉、四肢等形体组织，还可增强脾胃的健运功能，促进食物消化输布。华佗指出：“动摇则谷气得消，血脉流通，病不得生。”脾胃健旺，气血生化之源充足，故健康长寿。运动养生的方法多种多样，如劳动、舞蹈、散步、导引等，以调和气血、疏通经络、通利九窍、防病健身。

这里主要介绍中国传统功法：站桩、八段锦、五禽戏和太极拳。

1. 站桩：独立守神

站桩是中国古代的养生术。《黄帝内经》中记载：“上古有真人者，提挈天地，把握阴阳，呼吸精气，独立守神，骨肉若一，故能寿蔽天地。”站桩的原义就是“独立守神”。

站桩是一种动静相兼、内外温养的练功方法，既可休养心神，又能锻炼形骸，因此不仅可用于医疗活动，而且坚持不懈地锻炼可使原来体质较弱的人逐渐强壮，使强者更强，防止衰老，祛病延年。

站桩是形、意、气、力互相联系、互相制约、调整阴阳平衡的整体活动。形（姿势）和意（意念活动）又是这一功法的根本，二者互相作用，不可偏废。“以形取意，以意象形，意自形生，形随意转”，只要练功时形和意灵活配合，则力不练自生，气不运自行。

通过站桩训练所产生的强大穿透力是肌肉协调的结果，把伸肌和屈肌的对抗运动变成协调一致的运动，也就是肌肉运动一体化。简言之，就是“肌肉若一”的过程。通过站桩练习，身体会越来越柔软，心境和脾气会越来越好，人会变得越来越快乐，睡眠和食欲也会越来越好，自然就不容易得病。

站桩的练习方法

首先神态自然，平心静气，双足分开，脚尖向前，平行站立或呈外八字，身体左右重心放于两足之间，前后重心置于脚掌与脚跟之间。

双膝微屈，小腹松圆，尾闾中正，头顶项竖。臀部似坐非坐，背部似靠非靠，面部表情似笑非笑。

而后双手抬起，置于腹前，约与脐平，双肘左右微向外撑，同时又有向下松垂之意。双手十指微屈，自然分开，若能容球。意想双手各抱一纸球，用力则球破，不抱则球脱。

同时双目似闭非闭，呈垂帘之状，双耳似听非听，做到视而不见，听而不闻，即所谓不动心是也。视自身与草木万物齐同，对外界干扰漠然处之，又如大树之生根，虽有风吹雨打，我自静默而立，外形虽然不动，内部却生机盎然，生生不已。

如是则神光内敛，意不外驰，杂念不生。双眼亦可平视前方，但不可执于具体目标，应默然之，尤不可野视，野视则神疲，且易生杂念。当由杂念不生而心能入静，静到极处，心与虚空大气合为一体，超然物外，物我不分，万物齐同，从而进入天人合一之境。一般站上几次就会发现，站一会儿肚子就会咕噜咕噜地叫，很舒服。当然有的时候会打哈欠，打饱嗝，甚至排气。这些都是正常的好现象，说明我们的胃肠开始运动，不必担心。

站桩看似容易，其实还是有一定难度的，有人刚开始练，站不了几分钟，因为抻筋时肩关节等处会疼痛难忍。年龄大的人也可以根据自身情况，降低标准去练习，一样可以得到很好的养生效果。但要注意，无论是年轻人还是老年人都要量力而行，以舒适得力为标准，也就是平时我们说的“得劲儿”。正如王芗斋先生所说："加强锻炼一定要解除疲劳才可以……总要留有余力、留有余兴，不超过身体负担能力为适当。"

站桩的功能作用

站桩最重要的就是能抻筋拔骨，武术名家郭云深先生说过，"筋长力大，骨重筋灵"。过去有句老话"老筋太短，寿命难长"，说的就是这个意思。真正的武术大家，手如同小孩般柔软，手柔就是筋柔，因为所有的筋都是从四肢末端开始的。筋柔则力大，筋柔则骨正，"骨正筋柔"一定程度上也是身体健康的表现。

站桩，乃取大树外形不动，而内部却生生不已、生长壮大之意而设。又如儿童所玩之陀螺，当其快速旋转之时，外形反静似不动，若外形已动则是运动将停止的表现。故王芗斋先生有云："大动不如小动，小动不如不动，不动才是生生不已之动。"

站桩的注意事项

站桩初求身体放松，渐渐则要求做到神圆力方，形曲意直，松静挺拔，安闲舒适。犹如"松生空谷对危岩"及"塔立云端向河汉"般自然悠闲。周身大小关节皆成钝角，不可过于曲直，且要做到"逢节必顶，逢曲必夹"。

（1）凡是练过"注意呼吸，意守丹田"等守窍功法者，必须完全放弃原来所练功法，否则容易产生胸闷、头晕、气窜及周身不适等症状。

（2）站桩应在空气清新、安静优美之处。王芗斋先生主张“有水有木更相宜”，此乃经验之谈，《黄帝内经》讲“呼吸精气”即是此意。

（3）练功应循序渐进，不可急于求成，总以“留有余兴，留有余力”为度。但同时又应持之以恒，不可一曝十寒。

（4）对练功过程中所产生的感觉，在主观上不应追求，亦不必恐惧。当有不适感出现之时，应找到原因，如是否姿势不良，或者放松不好，或是疾病的反应，应及时和老师沟通，寻求指导。

（5）练功前，不宜穿紧身衣裤，以宽松舒适服装为好，同时取下手表、眼镜等物，并排空大小便。过饥或过饱均不宜练功，一般饭前或饭后 1 小时之内不主张练功，以免发生低血糖或影响胃肠消化，从而产生不适感。

（6）练功的时间安排因人而异，要根据自身情况而定。总之，行住坐卧，不离拳意，动静处中，皆可用功，不必拘泥固定场所及时间。如初步练习站桩时，可先从 5 分钟开始，视体力而定，不必过于勉强，以后可逐渐加量至 10 分钟、20 分钟等，每天可练功 1 ～ 2 次。体质好者第一次即可站 30 分钟，但不要超过本人的身体负担能力，以心跳及呼吸不失常态为度。

（7）妇女经期如有不适，则可停止练功，亦可选择坐式等轻松的功法练习，得力、省力以减轻身体的负担，待身体正常后再恢复平时的功法练习。

（8）练功最好静功与动功交替练习，如站桩之后做些试力及步法练习，功深者还可加上推手练习，不仅可提高健身效果，更可增加练功乐趣。

在《童蒙止观》一书中有八触之说，“所谓觉身痛、痒、冷、暖、轻、重、涩、滑等。当触法时，身心安定，虚微悦豫，快乐清净，不可为喻”。站桩的过程中，会出现上述感觉，但主观上不应追求，亦不可执着留恋，应以勿忘勿助、任其自然为原则。需要强调的是，年龄太大及身体虚弱有内脏疾患者，应先咨询医生后再决定是否练习站桩。

2. 八段锦：一招一式皆有法度

早在东晋时，社会上就已流行“八段锦”导引功法。从宋代开始，八段锦分为坐式与立式两种。从湖南长沙马王堆三号墓出土的导引图中可以看到，立式八段锦至少有 4 幅图势在其中能找到原形，这足以说明立式八段锦与 2000 多年前的“导引图”有一定的渊源。

坚持练习健身气功——八段锦，可有效提高身体素质，塑造健美体形，改善身体各器官的功能，使身体整体的健康水平得到提高。

从中医角度讲，八段锦可有效地平衡阴阳、疏通经络、调和气血。从西医学讲，其可改善血液生化指标，提高人体神经体液系统功能，激发人体免疫力，有效减缓衰老过程；并对提高心肺功能，防治动脉硬化、心血管与呼吸系统疾病有积极作用；同时对糖尿病、慢性消化性疾病及颈肩关节肌肉酸痛也有很好的辅助治疗效果。

从心理学角度看，八段锦可有效提高心理健康水平，改善中老年人的抑郁和焦虑状态，使人胸怀坦荡、豁达乐观，生命活力、社交能力得到增强。不少人在练习之后，都反映饮食和睡眠情况得到了明显改善，精力比以前充沛了。

八段锦的练习方法

在正常情况下，可以每天坚持练习健身气功——八段锦，或 1 周不少于 4 ～ 5 次，每次练习可做 2 ～ 3 遍，每遍之间休息 2 ～ 3 分钟，加上准备活动和结束时的整理运动，一次练习以 50 分钟左右为宜。如时间或身体健康情况不允许，可每次练习 15 ～ 30 分钟，也可减少每式动作的习练次数或选择适合自己的动作进行练习。

受性别、年龄、身体条件等因素的影响，不同情况的练习者对运动负荷的承受能力不尽相同。一般来说，如果运动后精神愉快、脉搏稳定、血压正常、食欲及睡眠良好，练习后次日身体无不良反应，表明运动量适宜；如果运动后身体明显疲劳，脉搏长时间得不到恢复，食欲不振，睡眠不佳，表明运动量过大，应及时进行调整。特别是年老体弱者或有慢性疾病者，在练习时不可攀比，要掌握运动的尺度。练功应循序渐进，持之以恒，不可急于求成。

八段锦动作简单，易学易练，不受年龄、场地的限制，练习的时间、数量、负荷强度可灵活掌握，老少皆宜，适合各类人群练习。

预备势

动作1：目视前方，两脚并步站立，两臂自然垂于体侧，身体中正。

动作2：随着松腰沉髋，身体重心移至右腿，左脚向左侧开步，脚尖朝前，约与肩同宽。

动作3：两臂内旋，两掌分别向两侧摆起，约与髋同高，掌心向后。

动作4：两膝关节稍屈；同时两臂外旋，向前合抱于腹前呈圆弧形，与脐同高，掌心向内，两掌指间距约10厘米。

第一式：两手托天理三焦

动作1：接上式，两臂外旋微下落，两掌五指分开在腹前交叉，掌心向上。

扫一扫，看一看

动作2：两腿徐缓挺膝伸直；同时，两掌上

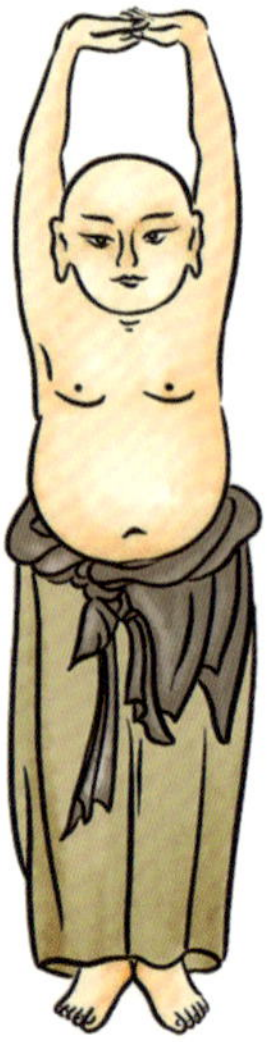
第一式

托至胸前，随之两臂内旋向上托起，掌心向上，抬头，目视两掌。

动作3：目视前方，两臂继续上托，肘关节伸直；同时，下颌内收，动作略停。

动作4：身体重心缓缓下降，两腿膝关节微屈；同时，十指慢慢分开，两臂分别向身体两侧下落，两掌捧于腹前，掌心向上。

本式托举、下落为1遍，共做6遍。练功时，两掌上托要舒胸展体，略有停顿，保持抻拉；两掌下落要松腰沉髋，沉肩坠肘，松腕舒指，上体中正。

【功能作用】通过两手交叉上托，缓慢用力，保持抻拉，可使“三焦”通畅、气血调和。通过拉长躯干与上肢各关节周围的肌肉、韧带及关节软组织，对防治肩部疾患、预防颈椎病等具有良好的作用。

第二式：左右开弓似射雕

扫一扫，看一看

动作1：接上式。目视前方，身体重心右移，左脚向左侧开步站立，两腿膝关节自然伸直；同时，两掌向上交叉于胸前，左掌在外，两掌心向内。

动作2：以上动作不停，两腿徐缓屈膝半蹲呈马步；同时，右掌屈指成“爪”，向右拉至肩前，左掌呈“八”字，左臂内旋，向左侧推出，与肩同高，掌心向左，犹如拉弓射箭之势。动作略停，目视左掌方向。

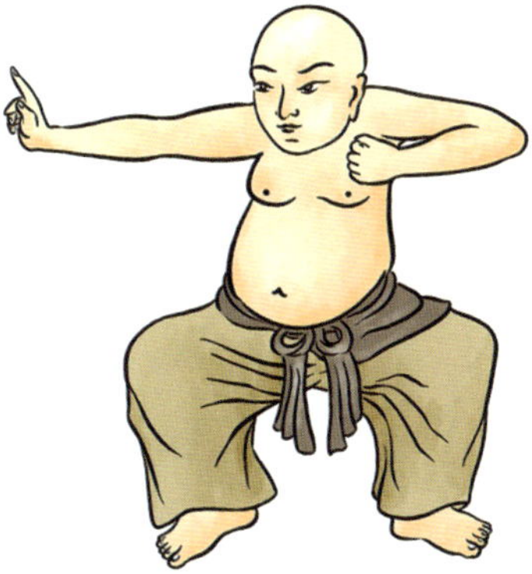

第二式

动作3：身体重心右移，同时，右手五指伸开呈掌，向上、向右划弧，与肩同高，指尖朝上，掌心斜向前，左手五指伸开呈掌，掌心斜向前，目视右掌。

动作4：以上动作不停，目视前方，重心继续右移，左脚回收呈并步站立；同时，两掌分别由两侧下落，捧于腹前，指尖相对，掌心向上。

动作5～8：同动作1～4，唯左右相反。

本式一左一右为1遍，共做3遍。第3遍最后一动时，目视前方，身体重心继续左移，右脚回收呈开步站立，与肩同宽，膝关节微屈；同时，两掌分别由两侧下落，捧于腹前，指尖相对，掌心向上。

【功能作用】本式可调节手太阴肺经等经脉之气，发展下肢肌肉力量，提高协调能力，同时有利于矫正驼背、含胸等不良姿势。

第三式：调理脾胃须单举

扫一扫，看一看

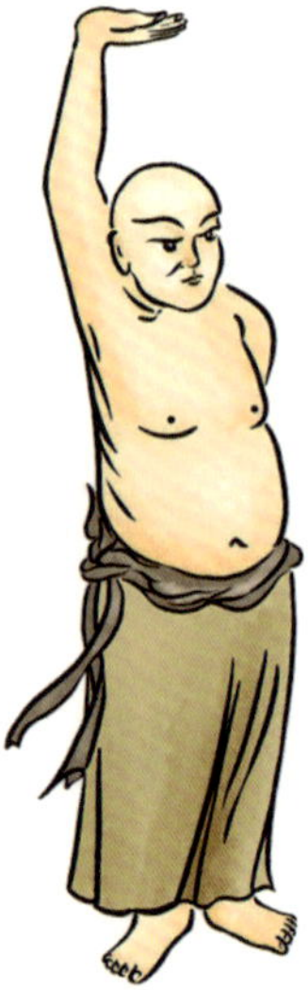

第三式

动作 1：接上式。目视前方，两腿徐缓挺膝伸直；同时，左掌上托，左臂外旋上穿经面前，随之臂内旋上举至头左上方，肘关节微屈，力达掌根，掌心向上，掌指向右。同时，右掌随臂内旋下按至右髋旁，肘关节微屈，力达掌根，掌心向下，掌指向前，动作略停。

动作 2：松腰沉髋，身体重心缓缓下降，两腿膝关节微屈；同时，左臂屈肘外旋，左掌经面前下落于腹前，掌心向上，右臂外旋，右掌向上捧于腹前，两掌指尖相对，相距约 10 厘米，掌心向上。

动作 3、4：同动作 1、2，唯左右相反。

本式一左一右为 1 遍，共做 3 遍。第 3 遍最后一动时，两腿膝关节微屈；同时，右臂屈肘，右掌下按于右髋旁，掌心向下，掌指向前。

【功能作用】通过左右上肢一松一紧地上下对拉，可以牵拉腹腔，对中焦脾、胃、肝、胆起到按摩作用。同时可以刺激位于腹、胸、胁部的相关经络以及背部的穴位，起到调理脾胃和脏腑经络的作用。练习此式也可增强脊柱的灵活性与稳定性，有利于预防和治疗肩、颈疾病。

扫一扫，看一看

第四式：五劳七伤往后瞧

动作 1：接第三式。目视前方，两腿徐缓挺膝伸直；同时，两臂伸直，掌心向后，指尖向下。上述动作不停，然后两臂充分外旋，掌心向外，头向左后转，动作略停，目视左斜后方。

动作 2：目视前方，松腰沉髋，身体重心缓缓下降，两腿膝关节微屈；同时，两臂内旋按于髋旁，掌心向下，指尖向前。

动作 3、4：同动作 1、2，唯左右相反。

本式一左一右为 1 遍，共做 3 遍。第 3 遍最后一动时，目视前方，两腿膝关节微屈，同时，两掌捧于腹前，指尖相对，掌心向上。

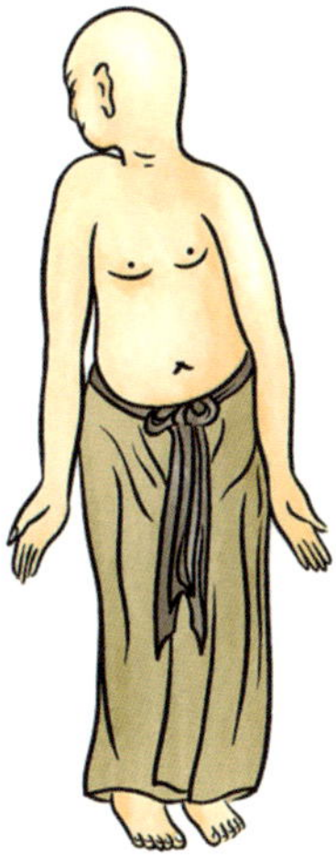

第四式

【功能作用】“五劳”指心、肝、脾、肺、肾五脏劳损，“七伤”指喜、怒、悲、忧、恐、惊、思七情伤害。本式动作中往后瞧的转头动作，可刺激颈部大椎穴，达到防治“五劳七伤”的目的。本式动作可增加颈部运动幅度，活动眼肌，预防眼肌疲劳以及肩、颈与背部的疾患，同时能改善颈部及脑部血液循环。

第五式：摇头摆尾去心火

动作 1：接上式。目视前方，身体重心左移，右脚向右开步站立，两腿膝关节自然伸直；同时，两掌上托与胸同高时，两臂内旋，两掌继续上托至头上方，肘关节微屈，掌心向上，指尖相对。

扫一扫，看一看

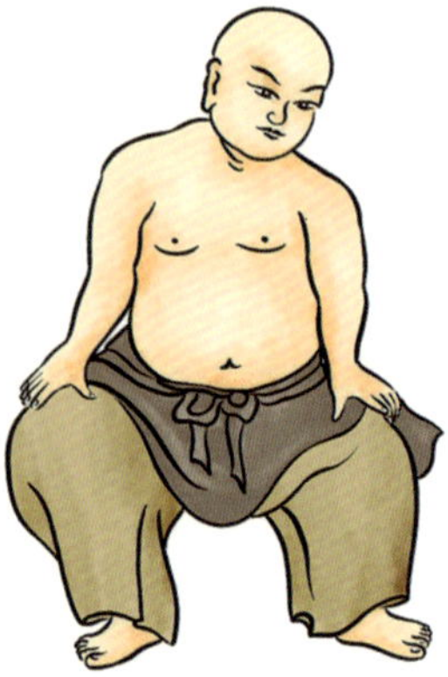

第五式

动作 2：上述动作不停。两腿徐缓屈膝半蹲呈马步，同时，两臂向两侧下落，两掌扶于膝关节上方，肘关节微屈，小指侧向前。

动作 3：身体重心向上稍升起，而后右移，上身先向右倾，随之俯身，目视右脚。

动作 4：上述动作不停，身体重心左移，同时上身由右向前、向左旋转，目视左脚。

动作 5：身体重心右移，呈马步；同时，头向后摇，上身立起，随之下颌微收，目视前方。

动作 6 ～ 8：同动作 3 ～ 5，唯左右相反。

本式一左一右为 1 遍，共做 3 遍。做完 3 遍后，身体重心左移，右脚回收呈开步站立，与肩同宽；同时，两掌向外经过身体两侧上举，掌心相对，目视前方。随后松腰沉髋，身体重心缓缓下降。两腿膝关节微屈，同时屈肘，两掌经面前下按至腹前，掌心向下，指尖相对。

【功能作用】通过练习此式可以刺激脊柱与督脉，达到疏经泄热的作用，有助于去除心火、增强脊柱的灵活性及功能。

第六式：两手攀足固肾腰

扫一扫，看一看

动作1：接上式。目视前方，两腿挺膝伸直站立；同时，两掌指尖向前，两臂向前、向上举起，肘关节伸直，掌心向前。

动作2：两臂外旋至掌心相对，屈肘，两掌下按于胸前，掌心向下，指尖相对。

动作3：上述动作不停，两臂外旋，两掌心向上，随之两掌顺腋下向后插。

动作4：两掌心向内沿脊柱两侧向下摩运至臀部，随之上体前俯，两掌继续沿后腿向下摩运，经脚两侧置于脚面。动作略停，目视前下方。

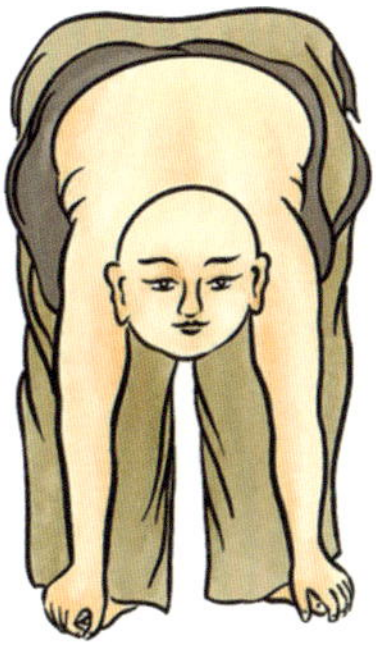

第六式

本式一上一下为1遍，共做6遍。做完6遍后，上身立起，同时两臂向前、向上举起，肘关节伸直，掌心向前，目视前方。随后松腰沉髋，身体重心缓缓下降，两腿膝关节微屈，同时两掌向前下按至腹前，掌心向下，指尖向前。

【功能作用】通过前屈后伸可以刺激脊柱、督脉，以及命门、阳关、委中等穴，达到固肾壮腰的目的。同时对腰部的肾、肾上腺、输尿管等有良好的牵拉、按摩作用，可以改善其功能，刺激其活动。

第七式：攒拳怒目增气力

扫一扫，看一看

动作1：接上式。身体重心右移，左脚向左开步，两腿徐缓屈膝半蹲呈马步；同时，两掌握固，抱于腰侧，拳眼朝上。左拳缓慢用力向前冲出，与肩同高，拳眼朝上，瞪目，视左拳冲出方向。

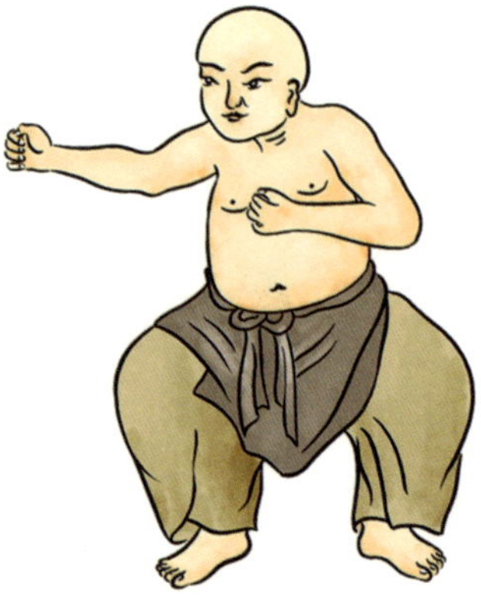

第七式

动作2：左臂内旋，左拳变掌，虎口朝下，目视左掌。左臂外旋，肘关节微屈，同时左掌向左缠绕，变掌心向上后握固，目视左拳。

动作3：屈肘，回收左拳至腰侧，拳眼朝上，目视前方。

动作4～6：同动作1～3，唯左右相反。

本式一左一右为1遍，共做3遍。做完3遍后，身体重心右移，左脚回收成并步站立，同时两拳变掌，自然垂于体侧，目视前方。

【功能作用】本式中的“怒目瞪眼”可刺激肝经，使肝血充盈、肝气疏泄，有强健筋骨的作用。两腿下蹲、十趾抓地、双手攒拳、旋腕、手指逐节强力抓握等动作，可刺激十二经脉和督脉的腧穴，长期锻炼可使全身筋肉结实、气力增加。

第八式：背后七颠百病消

动作1：接上式。目视前方，两脚跟提起，头上顶。动作略停。

扫一扫，看一看

动作2：两脚跟下落，轻震地面。

本式一起一落为1遍，共做7遍。

【功能作用】脚趾为足三阴、足三阳经交会之处，脚十趾抓地可刺激足部有关经脉，调节相应脏腑的功能。同时，颠足可刺激脊柱与督脉，使全身脏腑经络气血通畅，阴阳平衡。颠足而立可发加强小腿后部肌群力量，提高人体的平衡能力。落地震动可轻度刺激下肢及脊柱各关节内外结构，并使全身肌肉得到放松复位，有助于解除肌肉紧张。

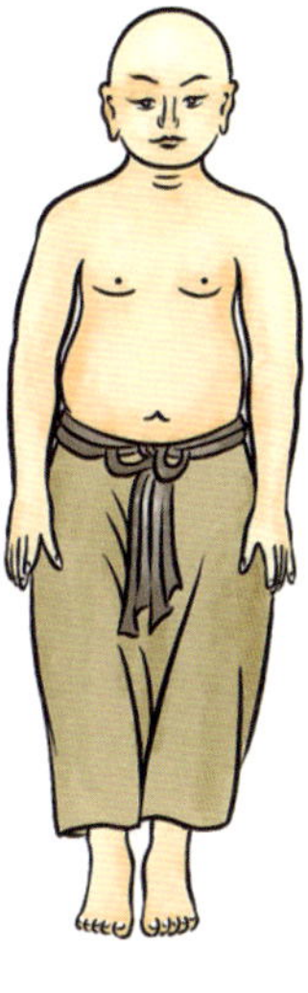

第八式

收势

动作1：接上式。目视前方，两臂内旋，向两侧摆起，与髋同高，掌心向后。

动作 2：两臂屈肘，两掌相叠置于丹田处（男性左手在内，女性右手在内）。

动作 3：两臂自然下落，两掌轻贴于腿外侧。

【功能作用】气息归元，放松肢体肌肉，愉悦心情，进一步巩固练功效果，逐渐恢复到练功前安静时的状态。

八段锦的注意事项

在练功前应结合功法对全身的关节、肌肉进行热身、抻拉活动，防止受伤；调整好心态，平心静气，排除杂念，周身放松，从肢体与精神上做好练功的准备。练功时，初学者要加强基本身型、手型、步型的练习，以做好功法动作为主；呼吸自然，不可强吸硬呼；意念要意守动作的规格及要点。随着练功的深入，再对意、气、形进一步提出要求，练习中要把握好运动量与强度。练功结束后，不可草率收功，应做一些放松整理运动，愉悦身心，逐步恢复到练功前安静时的状态。

3. 五禽戏：动形养生，不当使极

五禽戏的创始人是东汉名医华佗。他的中医学术思想主要有以下两点：其一，主张“道法自然，天人合一”，这是中医学理论的核心；其二，主张“动形养生，不当使极”，倡

导积极的健身运动学说。华佗向大自然学习，向动物界学习，并模仿动物的动作及特点，希望人能像动物那样身体强壮，寿命延长，由此创造总结出仿生类导引——“五禽戏”。

虎练骨、鹿练筋、熊练脾胃、猿练心、鸟练皮毛，气贯周身。简易华佗五禽戏是学习传统五禽戏的入门套路，该套功法动作以舒缓为主，柔多刚少，松柔筋骨，内练五脏六腑，以利于气血贯通。此功法动作难度小，简便易学，男女老少皆宜。

五禽戏的练习方法

扫一扫，看一看

预备势

两臂下垂立自然，舌抵上腭无杂念，

含胸拔背松腰肩，双目前视意守丹。

两腿自然站立，两脚平行，或者两脚跟靠拢、两脚尖外开90°，两手臂自然下垂，指尖向下，手心向里，身心放松，舌抵上腭，虚领顶劲，含胸拔背，意守丹田，精力集中，目视无睹，排除杂念，引神入静，融入自然，双目前视，体态安详。

【功能作用】身心放松，意守丹田，有助于引神入静，调节心情，宁静心神，排除杂念，松弛肌肉。调整呼吸，内安五脏，外端体形，从精神与肢体上做好练功的准备。

鹿式

麋鹿欢跳身捷轻，转颈运闾角触争。

翘首远望舒筋络，壮腰明目肝火清。

本式分为麋鹿伸腰、转颈运闾和调息式三式。

麋鹿伸腰：本式分为左右两式。左式接预备势。左腿屈膝缓缓提起，脚尖自然向下；同时，两手中指、无名指弯曲内扣，大拇指、食指、小指直伸，形如鹿角；然后两手从两胯侧提到腰部左右两侧，掌心向上，目视前方。

右腿伸直站立，左脚向正前方蹬出，脚尖向上，力达脚跟；同时，两手向头上方内旋缓缓举起，指尖向上，力达手指，掌心向前，目视前方。

以上两式为吸气。接上式。左脚外摆向左缓缓落步，同时，两手从上向左右分开，缓缓下落停于身体两侧，手指向下，掌心向里，随即右脚向前上步恢复成预备势，呼气。

右式动作与左式相反。

本式意守脐上 7 寸处鸠尾穴。

转颈运闾：本式分为左右两式。左式接上式。左脚向前方迈进一步，身体右转 90°，右脚以脚跟为轴脚尖外展，两脚平行，自然站立；同时，两手臂上提划弧，高与左肩平，掌心向外，指尖向上，目视双手，吸气。两腿屈膝下蹲呈半马步，同时，两手臂随下蹲时下沉，上身保持中正，做到松腰坐胯，沉肩坠肘，目视不变，呼气。

两手臂向上、向后顺时针方向划圆，左右连续划立圆 3 周，双目视手，眼随手动；同时，胯部随两手臂划圆前后运动，同一方向转运 3 周。起手向上划弧的过程是吸气，手下落的过程呼气或自然呼吸。

右式为左脚向右后方退一步，以右脚跟为轴，脚尖内扣，身体左转 180°，其余动作及方向与左式相反。

本式意守尾闾穴或章门穴。

调息式：右脚以脚跟为轴脚尖外展，身体右转 90° 站立，左脚向前上步，与右脚平行，高与肩同宽；同时，两手臂下落于胯旁，手心向内，目视前方。两掌向上划弧举至头顶，手心向前。两手经头上方翻掌，手心向下，两手指相对，沿体前缓慢下按至腹前，然后继续下落于两胯旁，手指向下，手心向内，两臂自然下垂，然后恢复成预备势。以上动作，抬手吸气，落手呼气。

【动作要领】鹿戏的主要劲道是四肢带动躯体运动，动作要舒展大方，不要拘谨。

【功能作用】中医认为“两胁属肝，肝藏血，肾藏精，二者同源”。通过摆臂运髋，可使两胁交替松紧开合，达到疏肝理气、调畅情志的功效。眼随手动，可刺激肝经，使肝血充盈、肝气疏泄，可强健筋骨，改善肾功能，同时可牵引脊椎、颈椎部位肌肉，改善腰部及下肢肌肉关节的活动功能。

猿式

白猿喜动机智灵，攀藤鼠跳脑聪颖。

敏捷善变增智力，醒脑益髓心神宁。

本式分为白猿欢跳、白猿转身、调息式三式。

白猿欢跳：本式分为左右两式。左式接预备势。左脚向左侧横跳一步，着地后，左腿屈膝半蹲，右腿屈膝提起，脚尖向下；同时，左手向左前方抓起，立即收回变成勾手停于左耳旁，左肘下坠；右手依次向左前方抓起，立即收回变成勾手停于右胯上方，右肘下垂，双手分别收回后随即耸肩松胯，并做到收腹、提肛、尾闾垂地，目视右上方。起跳过程为吸气，下落过程为呼气，快吸慢呼。

右式接上式。身体放松，落右腿、落手，右腿在下落的过程中，右脚随即向右横跳一步，其余动作与左式相反。

本式意守鸠尾穴。

白猿转身：接上式。身体放松，落右脚、落手，右脚在下落的过程中，向右转身，右脚随即向右后迈步，走6步成一圆周，用脚掌跳动走一圈，跳动时，勾手臂屈肘于胸前，两肩上耸，目环视，自然呼吸。右顾左盼，左手先向左边伸手抓起呈勾手并收回停于左乳前，接着右手向左侧伸手抓起呈勾手收回停于右乳前；同时，两脚向右横跳一步，左脚先跳，右脚随后跟着向右跳。向右横跳后双脚着地呈半马步，落稳后向上耸肩，双目环视后，目视前方。本式起跳为吸气，落脚站稳为呼气，做到快吸慢呼。如初学者配合不好可自然呼吸。

本式意守鸠尾穴。

调息式：接上式。起身站立，两脚平行，与肩同宽；两手臂下落，随即再向左右划弧上举，目视前方。两臂屈肘，两掌内合下按，掌心向下，按至腹部后，自然下垂于体侧，目视前方，恢复预备势。

【动作要领】猿戏的主要劲道是手脚带动四肢、躯体运动，动作要求敏捷中有沉稳，重点要表现出机智敏捷。

【功能作用】可增强下肢的弹跳力和关节的灵活性，增强腿脚的肌肉力量，手快速极力抓回可提高人的反应能力，同时牵动心经、心包经、小肠经等，以增强心功能，疏通经络，消积化瘀，理气和血，防治冠心病等心血管系统疾病。

熊式

熊笨体壮内心灵，推拔靠晃力无穷。

肌腱健壮经络和，调理脾胃百脉通。

本式分为黑熊探爪、笨熊晃体、调息式三式。

黑熊探爪：本式分为左右两式。左式接预备势。重心移到右脚上，然后向右转体，微提左脚，随即再向左转体，左脚向左前方快进一步，右脚跟进半步呈鸡形步或不跟步；同时，双手五指自然分开，第1、2关节自然弯曲，变为熊掌，双手向左前方探出，掌心向下，左手在前，右手在后，两手相距15厘米左右；随即两手臂逆时针连续划平圆3周，同时胯也逆时针连续划圆 3 周，双目环视，自然呼吸。右式接上式，唯动作及方向相反。

本式意守两手劳宫穴或中脘穴。

笨熊晃体：本式分为左右两式。左式接上式。重心移至左脚，右脚收回，使两脚平行，与肩同宽，身体左转体 90°，随即重心移至右脚，左脚上提，随即向左前方迈步，重心逐步向前移到左脚，左腿屈膝前弓，右腿在后伸直；同时，两肩做划圆动作，带动两臂运动，做晃体动作。

接上式不停。身体重心移至右脚，右腿屈膝向后坐胯，左腿随重心后移慢慢伸直，脚尖向上；同时，左手臂在左肩的晃动下向左前方、向上抬起逆时针划立圆，然后收回至左胯旁；右手臂在肩的晃动下向上抬起逆时针划立圆，目视左前方。以上动作反复做 3 次。结束后，两脚原地不动，重心在右脚上，两手自然下垂。以上均为自然呼吸。右式接左式，动作相反，反复 3 次。

本式意守中脘穴。

调息式：重心移至左脚，右脚收回与左脚平行，两脚与肩同宽，两手收回，自然下垂，随即两臂上举划弧，目视前方。接上式不停。两臂屈肘，两掌内合下按，掌心向下，指尖相对，两手继续向下按至腹前，然后自然垂于体侧，目视前方，恢复为预备势。

【动作要领】熊戏的主要劲道是以肩、胯带动躯体和四肢运动，动作招招沉稳，稳中有变，变中有活。

【功能作用】本式可锻炼人的反应能力，同时锻炼腰部和四肢的肌肉与关节；放松与锻炼肩部颈部、肌肉，预防肩周炎、颈椎病等；放松运动可促进血液循环，同时锻炼身体的沉稳；胯划圆对五脏六腑达到了外力按摩作用，可通络活血，促进胃肠消化功能。

鸟式

鹤立如松寿命长，扶摇青云任翱翔。

吐纳润肺皮毛康，通经活络气血畅。

本式分为飞鹤展翅、群鹤净身、白鹤飞翔三式。

飞鹤展翅：本式分为左右两式。左式接预备势，重心移到右脚，向左转身45°，两手臂自然下垂。左脚向左前方迈出一步，随即重心移至左脚，左腿屈膝前弓，右脚后跟拔起，脚尖点地；同时两手臂向左、向前、向上划弧，高度不超过肩，目平视左前方，吸气。

重心移至右脚，右腿屈膝坐胯；左脚随重心后移，脚后跟着地，脚尖向上呈左虚步；同时，两手臂自然向左右划平弧张开，掌心向左前方，指尖向外，目视左前方，吸气。两脚原地不动，重心移至左脚，左腿屈膝前弓，右脚后跟拔起，脚尖点地；同时，两手臂向左前划平弧，合抱，掌心相对，指尖向左前方，呼气。此动作连做3次，最后以合抱动作结束。重心移至右脚，左脚收回原地，使两脚平行，与肩同宽，两手自然下落于胯旁，还原成预备势。

右式接上式，唯动作相反，亦连做3次，还原呈预备势，本式意守下腹气海穴和双手劳宫穴。

群鹤净身：本式分为左右两式。左式接上式，重心移至左脚，右脚收回原地，两脚平行，与肩同宽，两手自然下垂，重心再移到右脚；同时，向左转体90°，面朝左前方。左脚向左前方向迈进一步，脚后跟先着地，左脚在前，右脚在后；同时，重心逐步移至左脚，身体稍微前倾，左腿屈膝前弓，右脚跟提起；同时，左手从左胯向左前下方伸出，掌心向下，右手稍向右后停右胯旁，双目左前下视。此动作要慢吸气，接上式不停。身体重心移至右脚，右腿屈膝，向后坐胯，左膝挺直，脚后跟着地呈左虚步；同时，左手臂向上、向后划弧至左胯旁，右手臂同时向左前划弧，掌心均向下，双目前视，这个过程是慢呼气。连做3次，重心前后移动3次、左右手臂上下划弧3周为立圆。

右式接上式，唯左右动作相反，亦连做3次，动作结束。重心移至左脚，右脚收回原地，两脚平行、与肩同宽，自然站立，还原成预备势。

本式意守下腹气海穴。

白鹤飞翔：本式分为左右两式。左式接上式。重心移到右脚呈右虚步，目视前方。左腿屈膝提起，脚尖向下，右腿站立，身体重心在右脚上；同时两手臂向上抬起，手指尖向左右伸展，模仿鸟的飞翔动作，头颈向上伸长（眼睛平视），双臂向上平抬，手高不过头，目视前方，此过程注意吸气收腹。然后右腿慢慢屈膝使身体下落，同时两手臂缓缓下落至两胯旁，目视前方，两手臂下落时呼气松腹。此动作连做 3 次。

右式接上式，唯左右动作相反，亦连做 3 次，本式意守双手劳宫穴或两脚涌泉穴或下腹气海穴。

【动作要领】鸟戏的主要劲道是以上肢的肩部运动体带动全身运动，动作做到全身放松、缓慢轻柔、起吸落呼、开吸合呼。

【功能作用】通过模仿鸟的动作，两臂开合，使肩、肘、腕、指关节得到了充分活动，同时可疏通手三阴、手三阳经，改善心肺功能。身体重心的转换可锻炼身体的协调性、平衡性，增强腿部肌肉力量。开合深呼吸可增强肺活量。

虎式

视眈眈凶威猛，扑抓窜跳山涧行，

摇头摆尾筋骨壮，柔中生刚肾安生。

本式分为坐洞运爪、虎卧山洞和调息式三式。

坐洞运爪：接预备势。上身不动，两脚跟外展，随即两脚尖外展，继续脚跟外展，脚尖再外展，调整至两脚平行，与肩同宽，双目前视，自然呼吸。

五指张开呈虎爪状，两掌从大腿两侧向胸前上方托起，高与肩平，掌心向上，然后两手向上划弧屈肘至胸前，手心向内，吸气。两脚原地不动，两手掌翻转向下按，两掌指相对，身体随手势向下蹲，两膝弯曲，双手停至下丹田两侧，掌心向下，呼气。

左手经胸前向左上方翻起划弧，掌心向左，右手外旋划小弧停于左腹前，掌心朝外，左掌在上与眉同高，右掌在下，两掌距离约 25 厘米，身体随手转动 90° ，目视左手，吸气。手随腰动向右转体 180° ，两手在身体左侧上下交替，左手向下划弧，右手向上抬起，随转体向右翻转划弧，划至身体右侧，右掌在上，左掌在下，掌心向右。两掌距离约 25 厘米，右掌与眉同高，左掌划于右腹前，眼随手动，目视右手，转体到 90° 时吸气，从 90° 转体到 180° 时呼气，以上动作反复做 3 次。

接上式不停。向左转身 90° ，两手掌翻转向下，左手从右腹下向上抬至右手臂下方，两手随转身由右向前方，划平弧至胸前。两手掌心向下，向下划弧，双手停于胯两侧，同时两腿屈膝下蹲。随即身体向上起立，微微挺胸；同时两手臂随身躯前后波动也前后小幅度划立圆，双手停于两胯旁，目视前方。

虎卧山洞：本式分为左右两式。左式接上式，两脚站在原地，起身时两手向左右打开。随即以两脚为轴，身体向左后旋转 180°，呈高歇步；同时，随即两手进行左挽花，左手向上划弧，经胸前向下划弧一周半，右手臂向下划弧经胸前向上划弧一周半。然后，两手在胸前上下交会，掌心相对，左上右下，吸气。

左手向下、向上继续内旋划弧，掌心向上，停于左侧上方，手臂稍高于头部；右手外旋向上划弧，屈肘，停于右耳腮旁，掌心向上；同时，双腿屈膝下蹲呈歇步盘卧，头向左扭，目视左手方向，呼气，右式动作、呼吸与左式相反。

调息式：接上式。两脚原地不动，以脚跟为轴向左转体 180° 站立；同时，两手臂自然下垂，掌心向内，这个过程完成一个呼吸。

两掌向上划弧举于头的上方，掌心向前，目视前方，这个过程是吸气。两手从头上方翻掌，掌心向下，两手指相对，沿身体前缓慢下按至腹前，继续下落于胯旁，手指向下，掌心向内，双臂自然下垂，目视前方，然后恢复预备势，这个过程是呼气。

【动作要领】虎戏的劲道主要在腰，以腰为主宰，通过腰部运动带动四肢运动，动作主要是刚柔相济。

【功能作用】本式主要活动腰椎、颈椎、胯、膝、肩、肘等，增强腿部力量、上肢关节的灵活性及臂力；同时刺激相关经络的腧穴，可预防腰椎病、颈椎病、关节炎，增强心、肾功能，固肾强身。最后的调息式引气归元，使全身肌肉、骨骼放松，心情愉悦，进一步巩固练功效果，逐渐恢复到练功前安静时的状态。

引气归元

自然站立双臂起，起吸落呼调神气。

引气归元丹田溢，调息调心调身体。

接上式，自然站立，两脚平行，与肩同宽，两手臂从两胯左右向上划弧举起，两手高过头，掌心由向上变为向前，目视前方，吸气。两臂屈肘，两掌内合下按，掌心向下，至腹前时，自然垂于体侧，目视前方，呼气。

本式意守下腹气海穴、双手劳宫穴或双脚涌泉穴，也可使元气小周天运行或大周天运行。

收势

搓手：接上式，两手向前合掌搓手，搓至手心发热。

浴面及干梳头：接上式不停。掌贴面部，上下擦摩 6～9 遍，干梳头 6 遍以上。

捶腰：接上式，两手攥空拳，锤打腰眼数次（一般 9 次）。

击腹：接上式不停，两手变成虎爪，用手指尖敲打小腹部。

左脚向右脚靠拢，同时，两手臂向前搂气，两手叠于腹前，男性左手在内、右手在外，女性右手在内、左手在外，目视前方，以上动作均配合自然呼吸。

4. 太极拳：随屈就伸，人刚我柔

太极拳也讲究“无过无不及，随屈就伸，人刚我柔，我顺人背”，这既是太极拳的打法，也是其发挥养生作用的关键。

过动或过静都对身体有害。现代社会所倡导的发掘人体潜能的各种竞技运动都不是以保健为目标的，而是要追求极致，这在中医理论看来是一种过度；反之，过于静止也不利于健康。因为，养心虽然是养生的重要内容，心不动则神不动，心动则五脏六腑皆摇；但养心不是养生的唯一核心内容，应在养心之外动静结合。

只有在动静结合之间体会愉悦、放松的心情，天人合一的感觉，才能真正养生。应该说，太极拳的动静结合，动中求静，以静御动和虽动犹静，使太极拳更符合运动适度的健身原则。

太极拳中含有八门五步共十三势：八门劲为“掤（péng）、捋、挤、按、采、挒（liè）、肘、靠”以合八卦；五步法为“进、退、顾、盼、定”，以应五行。

其中“掤”和“定”是对平衡的一种提炼，在行拳走架开合螺旋变化中处处不离“掤”，进退闪展腾挪中处处不离“定”。这个“掤”和“定”就构成了太极图的外圆，包含身体内外、前后、上下的平衡，也决定了身体对外力的容量，为太极之“精”“神”。

静态平衡是没有生命的，所以还需有变化和出入。“捋、挤、按”就是“掤”在方向和形态上的变化。而“进步、退步”之中也包含了“中定”的腾挪，为太极之“魂”。“采、挒、肘、靠”是劲力外放和内收的出入变化，而“顾、盼”则赋予中定开合出入，为太极之“魄”。因此，太极拳中的精、神、魂、魄俱全，劲路身法、步法的练习不离太极图之理，故以此可以养“生”。

太极拳的练习方法　　入门级太极拳：养生七势拳

预备势（无极桩）：上领下坠，上下、左右、前后对称平衡，稍节、中节、根节各安其位。在劲为掤，在形为定，在表为寒，势象太阳（对应太阳经），为拳之神。

太极起势：“掤”“挤”“捋”按”四正成型，节节运化，外运肌肉，内消水谷，顾盼开阖，势象阳明（对应阳明经），为拳之魄。

懒扎衣势：引进落空，屈伸变化，螺旋进退，腰为枢机，少火懒生，五行属火，势象少阳（对应少阳经），为拳之魂。

六封四闭势：厚德以承，升清降浊，封闭开合，在气为湿，以土生金，势象太阴（对应太阴经），为拳之魄。

单鞭：天一之水，可生万物，上下相应，左右相合，在气为暑，五行属水，势象少阴（对应少阴经），为拳之精。

金刚捣碓：阴极阳生，地动蛰惊，风布四方，在时为春，终始循环，在气为风，五行属木，势象厥阴（对应厥阴经），为拳之魂。

收势：收归无极。

练拳要求

虚领顶劲，沉肩坠肘，含胸拔背，松腰落胯，气沉丹田。腰为主宰，屈伸开合，虚实变化，以外带内，根节稳固，螺旋变化，节节贯串。

初步目标

下盘裆胯和腿足“沉稳”，中盘腰腹“松活”，上盘肩、胸、背、手、头“虚灵”。即下盘沉稳，中盘松活，上盘虚灵。

如此则拳中精、神、魂、魄俱全，阴阳虚实，出入变化俱在，外合后天，内应先天，对应六经，以此养生则寿。

太极拳的注意事项

初学者最初学形，追求身形动作标准；然后配合呼吸，在意识指导下让形与呼吸融合；进而意气形互为因果、互为转化，三者合一；最后由丹田指挥意气形，成为机体气的总开关，通过这个过程彻底改变人们的状态。

太极拳良好的养生保健功效，只有经过长期的锻炼才能发挥出来。太极拳同其他体育项目一样，锻炼效果的出现是一个日积月累的过程，具有不练则退的规律。另外，体质改善是一个缓慢的过程，太极拳的健身作用不具“立竿见影”之效。

太极拳养生保健功效是“练身、练气、练意”综合锻炼的结果，能掌握太极拳真谛，本身就是一个较为长期的过程，“冬练三九，夏练三伏”，正是体现了练拳的不可间断性。实践证明，太极拳养生保健功效的取得，贵在坚持习练。每位立志习练太极拳进行养生保健者，都应从中悟出持之以恒的道理。

经络穴位的推拿按摩

1. 传说中的任督二脉

看过武侠小说的朋友对任督二脉一定非常熟悉，剧中经常有打通任督二脉后功力大增的情节。任督二脉真的存在吗？是不是真有那么神奇呢？

事实上，中医理论认为，任督二脉的确存在，它们是人体奇经八脉中的 2 条，其余还有阴维脉、阳维脉、阴跷脉、阳跷脉、带脉、冲脉。

人体经络系统主要由经脉和络脉组成，而奇经八脉就是经脉的一种，其他还有十二正经和十二经别。奇经八脉之“奇”是相对于十二正经而言的，十二正经与脏腑有一一对应的关系，如手太阴肺经、足厥阴肝经，但奇经八脉不隶属于脏腑，没有五行属性，除了任督二脉外，其他 6 条经脉甚至没有单独的腧穴。

任脉循行于人体的前正中线，督脉则循行于人体的后正中线。任督二脉一前一后、一阴一阳，对全身气血经脉起着统率调节的作用。任脉有 24 个穴位，如大家熟知的膻中穴、中脘穴、关元穴等都是任脉的腧穴；督脉共有 29 穴，如长强穴、腰俞穴、命门穴等。

任脉

任脉为阴脉之海，调节十二正经中六阴经（肝、脾、肺、心、肾、心包经）的气血，主妊养胎儿，与生育功能密切相关。

任脉的穴位妇科常用，对月经不调、痛经、崩漏、带下、更年期综合征等有很好的作用。比如气海穴可疏利中焦气机，补中气，主治月经不调、痛经、崩漏等妇科疾病，可配合关元穴治疗产后恶露不止。

气海穴作为保健强壮穴之一，还可用于虚脱、腹痛、泄泻等，有很好的补虚作用。因可调节阴经气血，任脉对正气不足、气血虚弱有很好的补益作用。除气海穴外，任脉还有关元穴、神阙穴、中脘穴等补益穴。若经常按摩此类穴位，可以起到补益气血、健脾和胃、延年益寿的作用。

此外，任脉的穴位还可治疗脾胃、心肺疾病。如中脘穴可以健脾和胃、降逆利水，用于胃痛、胃胀、呕吐、呃逆、肠鸣等脾胃疾病；两乳头连线中点的膻中穴具有宽胸理气、活血通络、清肺止喘的作用，可用于胸痹心痛、心悸、咳喘、呼吸困难等心肺疾病。

督脉

督脉为阳脉之海，调节十二正经中的六阳经（大肠、小肠、三焦、胆、胃、膀胱经），具有统率全身阳气的作用，可治疗阳气不足产生的病症。

虚寒怕冷、手足不温的患者，经常灸督脉（督灸），可以鼓舞一身阳气，恢复其温煦功能。督脉上的命门穴，有培元补肾、固精壮阳、通利腰脊之功，用于腰痛、遗尿、泄泻、遗精、阳痿、早泄、月经不调等。

督脉循行经背部上行至“诸阳之会”的头顶，因此还有醒神开窍的作用，如督脉上的百会穴、水沟穴等都是缓解癫狂、中风昏迷、小儿惊风等急症的常用穴。

2. 常用的保健要穴

膻中穴

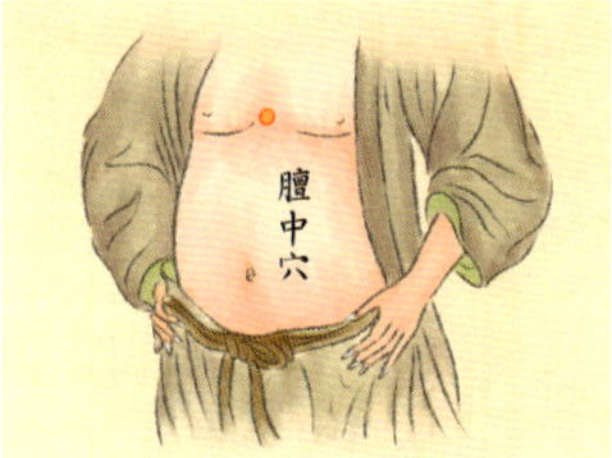

【位置】仰卧，男子于胸骨中线两乳头连线的交点处取穴，女子则于胸骨中线平第 4 肋间隙处取。

【功效及主治】膻中穴具有宽胸理气、活血通络（乳）等的作用，适用一切气机不畅的病证，如肺气不降之上逆、心气血郁滞以及肝气郁结等。肺气上逆可见咳嗽、支气管哮喘、气短等呼吸系统疾病，心气血郁滞可表现为心悸、心肌缺血、失眠等心血管系统疾病，肝气郁结可见抑郁、焦虑、悲伤、癔症等情绪失常类疾病。

膻中穴可活血通络止痛、散结消肿，提高机体免疫力，临床上常用于产后乳汁分泌减少、乳腺增生、乳腺炎等疾病的治疗。

【操作方法】

（1）指揉法：患者仰卧，家人坐其侧，以一手拇指或中指螺纹面着力，定在膻中穴上，其余四指手握空拳，腕关节轻轻摆动，或小幅度环旋转动，使着力部分带动该处的皮下组织做反复不间断、有节律的轻柔缓和的回旋揉动。

（2）四指摩法：患者仰卧，家人坐其侧，用并拢的右手食、中、环、小指的指面着力，附着于膻中穴上，腕关节稍悬屈，做顺时针或逆时针方向的环形而有节律的按摩。操作时要求手腕灵活，轻而不浮。

中脘穴

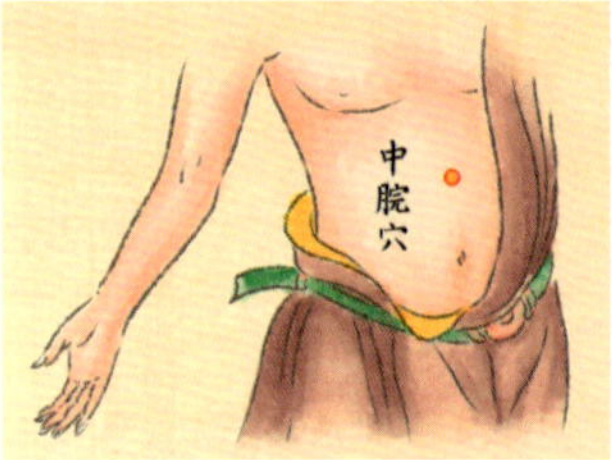

【位置】位于人体上腹部，前正中线上，脐上 4 寸。

【功效及主治】中脘穴可以消积化滞、调理中焦、补益中气，用于治疗胃肠疾病，如食积停滞引起的腹胀、腹痛，是自我推拿的主要施术穴位之一。

【操作方法】

（1）按揉法：取仰卧位或坐位，以右手食指及中指按揉中脘穴 100 次，力量适中，以有酸胀感为宜。然后用食指、中指自天突（胸骨上窝中央）向下直推至中脘，反复操作 100 次，上述手法可起到消积化滞、畅通气机的作用。

（2）旋揉法：取仰卧位或坐位，左手掌心向下，虚扣放于中脘穴，通过腕关节环旋，使大鱼际、掌根、小鱼际、小指至食指指腹、拇指桡侧偏锋依次按压在中脘穴上，做顺时针或逆时针循环揉动的动作，反复操作 1 分钟，可调和气血，调和胃肠。

神阙穴

【位置】位于脐中。

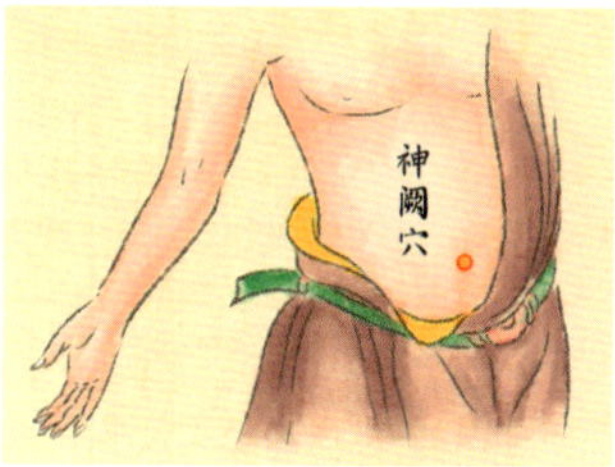

【功效及主治】脐疗有温肾健脾、益气止泻、利水消肿的功效。神阙穴是中风脱证的急救要穴，现代研究发现，艾灸神阙穴可以增强机体免疫功能。其常见的治疗疾病包括神经系统病症如中风、虚脱、中暑等，泌尿生殖系统疾病包括尿失禁、尿潴留、月经不调、功能性子宫出血、男子遗精、女子不孕等，消化系统病症包括绕脐腹痛、慢性腹泻、痢疾、便秘、脱肛等，还有其他病症如盗汗、水肿以及荨麻疹等皮肤病。

【操作方法】

（1）艾灸：艾灸神阙穴可温通经脉、调和气血、协调阴阳、扶正祛邪。

（2）隔盐灸：用于五更泻时，可用隔盐灸。将纯净干燥的食盐填敷于脐部，使与脐平，上置艾炷，灸3壮。

（3）隔药饼灸：用于慢性腹泻，可用隔药饼灸。取丁香、肉桂、甘松、山柰各等分，加入适量面粉，用温水和成药饼（用针将药饼刺数孔），药饼置神阙穴上，再将鸡蛋大小艾绒置药饼上，灸3～5壮。

【配穴】单一穴位的疗效有限，以慢性腹泻来说，在用隔姜灸神阙穴的基础上，还可以加用灸中脘穴、天枢穴等，以加强温中止泻的作用；用艾灸预防保健时，一般会在艾灸神阙穴的同时，加灸足三里穴，有益于促进机体的新陈代谢，延缓衰老，并可调节机体免疫功能，扶正固本。

关元穴

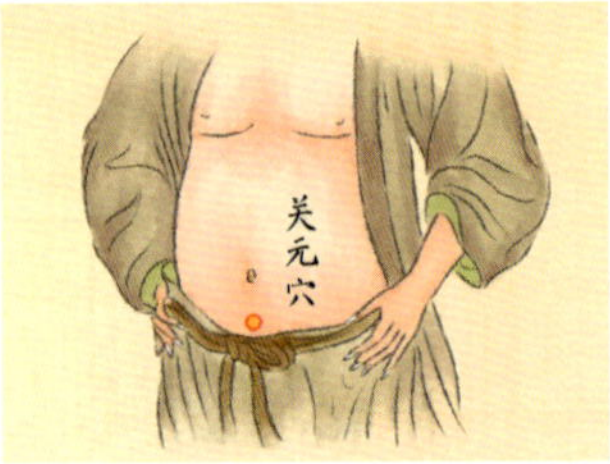

【位置】位于前正中线上，脐下3寸，正当丹田处，故又别名“丹田”，其气又称“丹田”之气，是生命之源。

【功效及主治】有调节冲任、调理气血、补肾固精的功效，能调治诸虚百损及泌尿生殖系统各种病症。

临床上经常用艾灸关元穴来治疗各种虚寒性疾病，如遗尿、尿频、少腹冷痛、脱肛、疝气、中风脱证、腰膝酸软、腹泻，男子遗精、阳痿、早泄等，女子月经不调、闭经、痛经、崩漏、恶露不尽、不孕等。艾灸关元穴不仅可驱寒治病，从立秋开始即施以艾灸，还有利于闭藏人体元气，更可延年益寿。

【操作方法】

（1）艾灸：现多用艾灸盒灸，将艾条插入灸盒并点燃，以艾火不接触盒内的铁网为度。取仰卧位，将灸盒置于腹部关元穴部位，熏灸20～30分钟，隔日1次或每周灸2次即可。

操作时以温热为度，灸到局部皮肤红晕，热量内透，自觉腹内有热感。若有灼痛刺痒感，则需将灸盒稍稍提起或上下左右移动片刻再灸。对于反应迟钝、局部感觉减退或消失的人，应注意观察局部皮肤颜色及温度，以免烫伤皮肤。需要注意，灸完必须将艾条熄灭以防止发生火灾。

（2）按摩：双手掌心相对，搓热掌心，把温热的掌心轻轻地放到关元穴的位置，以顺时针或逆时针方向做有节奏的环形平移摩擦（即摩法），至丹田处感觉到发热；或者用拇指或中指的指腹着力于关元穴处，做轻柔缓和的环旋揉动，并带动皮下组织一起揉动，使穴位略有酸胀感，每次揉动 2 分钟左右即可。

【配穴】配伍命门穴可补肾培元，临床上常用于治疗五更泻、痛经、阳痿等；配伍三阴交穴，可治疗妇科疾病。

百会穴

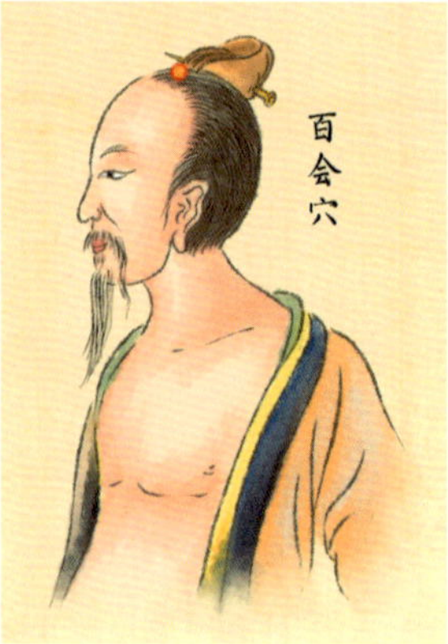

【位置】位于头部，当前发际正中直上 5 寸。简便取穴法：用两拇指压住两个耳孔，两手中指向头顶伸直，指尖相触的地方即为百会穴。

【功效及主治】百会穴属于督脉，与脑密切相关，可安神定志、醒脑开窍，治疗神志性病症，如失眠、健忘、神经衰弱、中风不语、半身不遂、癫痫、痴呆等。百会穴位于头部，与头面五官密切联系，可通络止痛、疏散风寒、息风定眩，治疗肝阳上亢、气血不足、风邪侵袭等诸多原因引起的头面部疾病，如头痛、眩晕、颠顶痛、耳鸣、耳聋、鼻塞等。百会穴居于颠顶之上，可升阳固脱，用于治疗脱证，如脱肛、久泻、遗尿、胃下垂、子宫脱垂等。百会穴可用于急救，治疗急症，如休克昏迷、晕厥等。除此之外，百会穴还可增强记忆力，治疗脱发等。

【操作方法】

（1）点按法：拇指指端按压在百会穴上，由轻到重，用力深压。

（2）点揉法：以拇指或中指指腹或指间关节附于百会穴上，先由轻渐重地按3～5下，然后再向左、向右各旋转揉动。

（3）叩击法：以一手握空心拳轻轻叩击百会穴，一般20次左右。

【配穴】临床中百会穴很少单独使用，一般与其他穴位配伍应用，这样不但可提高疗效，还可扩大治疗病种。

配伍四神聪穴，可治疗中风失语、健忘、痴呆、神经衰弱等；配伍太阳穴可治疗头痛、偏头痛、颠顶痛等；配伍合谷穴、太冲穴可治疗头晕、眩晕、高血压、视物昏花等；配伍神阙穴可治疗虚性泄泻、久泻、脱肛等；配伍内关穴可治疗心神不宁、失眠、多梦、抑郁、心律失常等；配伍气海穴可治疗子宫脱垂和胃下垂；配伍水沟穴可用于急救休克昏迷等。

命门穴

【位置】位于人体后正中线上，第2、3腰椎棘突间。

【功效及主治】可培补益气、温肾壮阳、培元补肾，对下元亏损引起的脱肛、便血、小便频数及久痢（泻）不止等疗

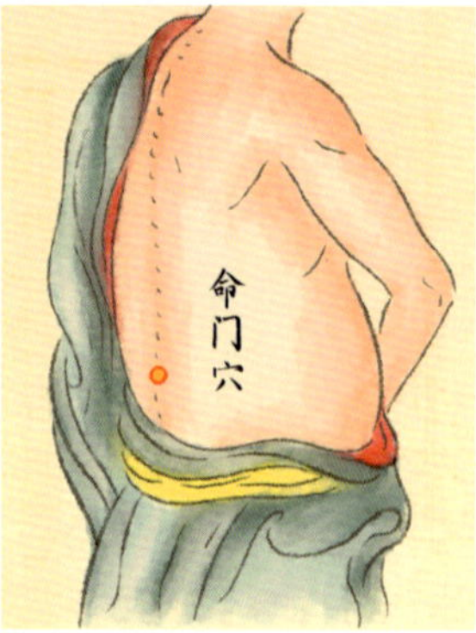

效显著，还可治疗因肾阳不足、命门火衰而致的腰痛、四肢怕冷、五更泻，男子阳痿、早泄，女子宫寒不孕等。

【操作方法】

（1）点按法：取站立或坐位，用一手或两手拇指指腹按住命门穴，感到有点酸胀后揉动数十次。

（2）掌擦法：双掌搓热，手掌放命门穴处，沿脊柱上下往返运动，以局部发热为度，不可用力过猛，以免损伤皮肤。

【配穴】配伍肾俞穴，可补肾阳、助命火，适用于肾阳虚衰，命门火衰之四肢厥冷、喜暖畏寒、二便失禁等；配伍委中穴，主治痹证、身痛、骨节肿痛、气弱阳虚、腰腿疼痛等；配伍肾俞穴、足三里穴，主治下肢痿痹；配伍肾俞穴、关元穴，可用于治疗肾阳虚所致的遗精、阳痿等男科疾病；配伍合谷穴、三阴交穴，主治月经不调、痛经、带下诸疾等妇科疾病。

风池穴

【位置】风池穴是足少阳胆经的穴位，位于颈项部，在枕骨之下，胸锁乳突肌与斜方肌上端之间的凹陷中。

【功效及主治】经常按揉风池穴，能让人头脑清醒，耳聪

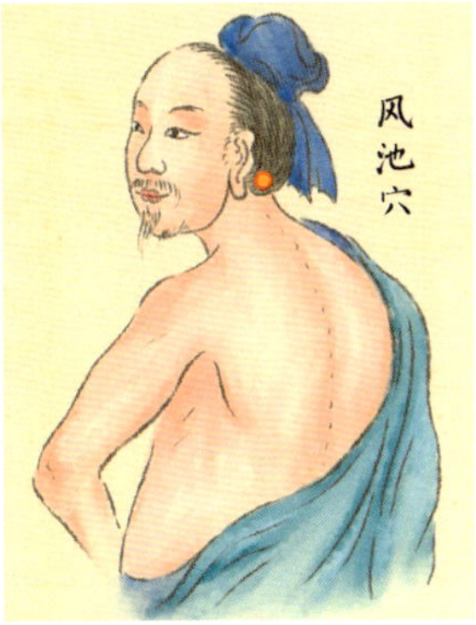

目明，思维敏捷，工作效率倍增。风池穴可清利头面五官，常用于治疗头痛、偏头痛、高血压、眩晕、目赤肿痛、迎风流泪、视物模糊、近视眼、眼睛疲劳、慢性鼻炎、耳鸣耳聋、口眼歪斜等。风池穴可疏通颈项经脉，常用于治疗颈椎病、颈项僵硬疼痛、后头痛、落枕、肩周炎、甲状腺肿大、吞咽困难等。风池穴可醒脑开窍安神，常用于治疗脑动脉硬化、中风、癫痫、失眠、昏迷、精神障碍等。风池穴可祛风清热散寒，常用于治疗感冒、热病、咽喉肿痛、疟疾等。

【操作方法】风池穴多采用点按法、指揉法或捏拿法，用两拇指指尖或指腹分别按住两侧风池穴，其余四指抱头，两拇指同时用力或点按或掐揉或捏拿各 50 下。

梳头法：选用木梳或牛角梳，先从前额发际正中向后梳到颈后发根处，再从两耳上方分别向相反方向梳向头部两侧，反复梳理风池穴、风府穴、百会穴、四神聪穴处；也可用手指代替梳子来梳头，边梳边按摩头皮。每个部位的动作可重复 5 ～ 6 次，平均每天梳理 100 次左右为宜。经常梳头刺激以上这几个穴位，可以通畅气血，有利于健脑安神、聪耳明目。

【注意事项】需注意，风池穴所处位置距离生命中枢很近，穴位敏感，按摩、梳头法要求手法柔和，力度均匀，不宜太强，不宜在极度疲劳、空腹饥饿或暴饮暴食状态下进行。

肩井穴

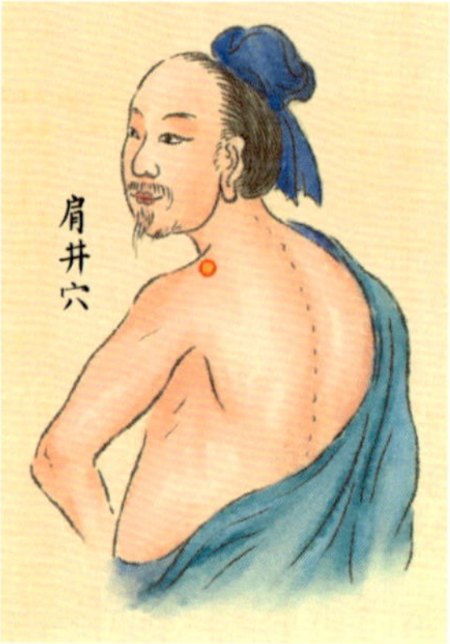

【位置】肩井穴是足少阳胆经的穴位，位于肩胛区，第 7 颈椎棘突（下即大椎穴）与肩峰最外侧连线的中点，向下直对乳头。简便取穴法：把手自然搭在对侧肩上，拇指紧贴颈部，中指尖下即为肩井穴所在。

【功效及主治】肩井穴最善通经活络，有鼓舞气血运行周身的作用，还能改善胆经的气血不和，主治项强、肩背痛、手臂不举、中风偏瘫、滞产、产后血晕、乳痈、瘰疬等。

【按摩方法】

（1）拿法：即“拿肩井”。被按摩者取坐姿，按摩者立于被按摩者身后，双手虎口张开，四指并拢，自然搭在被按摩者双肩井穴部位，四指与拇指相对用力、有节律地拿捏。

拿肩井穴后再配合按揉法：先以左手食指压于中指上，按揉右侧肩井穴 5 分钟，再以右手按揉左侧肩井穴 5 分钟，力量要均匀，以穴位局部出现酸胀感为佳，每日早晚各 1 次。

建议有长期肩颈疼痛的病人可以尽早到专科找专业医师进行推拿，及早治疗可减缓肩颈慢性劳损的进展。

（2）艾灸：肩井穴对吞咽困难所致的呕吐、呃逆等症状有明显的疗效。

（3）拔罐：常用闪火法将火罐吸附在肩井穴上，留罐 10 分钟左右。

三阴交穴

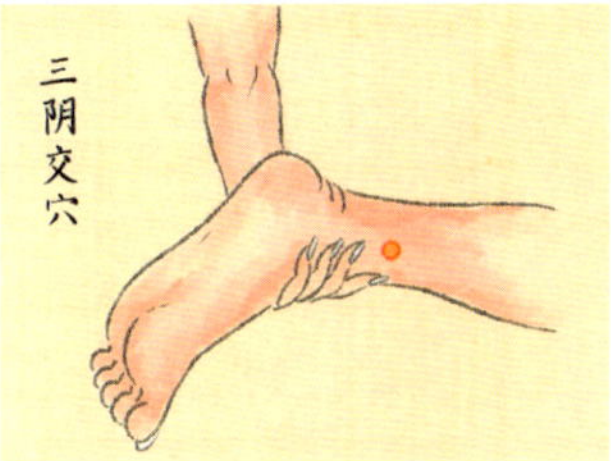

【位置】三阴交穴是脾经的穴位，位于小腿内侧，足内踝高点上 3 寸，胫骨内侧缘后方，正坐屈膝呈直角取穴。

【功效及主治】三阴交穴有健脾理血、益肾平肝的功效，可以治疗许多与中医肝、脾、肾三脏相关的疾病，其中最为常用的是治疗妇科疾病，被称为“妇科圣穴”。这是因为大多数的妇科疾病，如月经不调、带下、阴挺、不孕、滞产等，多与肝、脾、肾三脏失调有关。男性遗精、阳痿、早泄，小儿遗尿、疝气，胃肠道疾病如消化不良、肠鸣腹胀、泄泻等，也常选用三阴交穴来治疗。现代研究发现，三阴交穴具有调节免疫的作用，因此常与足三里穴配合，作为保健穴位使用。

【操作方法】用大拇指轻轻按揉三阴交穴，力度以感觉微微酸胀为度，每次每穴按揉 3 ～ 5 分钟，可以很好地缓解经期小腹疼痛、坠胀等不适。如果同时配合按揉足三里穴，还可起到很好的保健养生、延年益寿的效果。

【配穴】配合神门穴，每天按揉 15 ～ 30 分钟，可安神定志，有助于改善失眠；与十七椎穴配合，每穴按揉 3 ～ 5 分钟，可以预防或缓解痛经。

【注意事项】孕妇不要随意艾灸或长期按揉三阴交穴，可能会导致流产。

血海穴

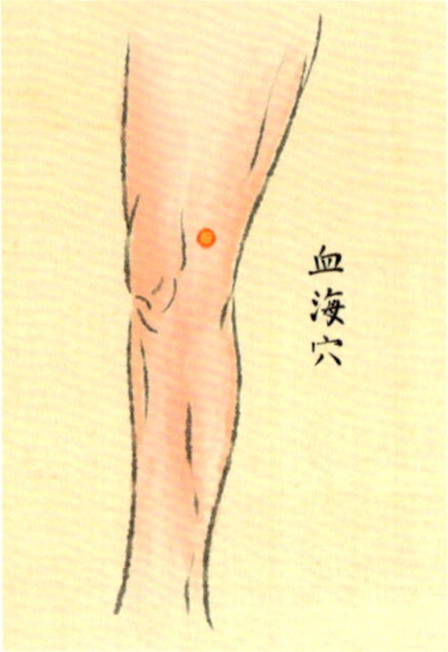

【位置】血海穴是脾经的穴位，在髌骨的内上缘上 2 寸处。

【功效及主治】血海穴主要有调经统血、祛风、健脾化湿的功效，可用于诸如妇科、男科、皮肤科、骨科、神经科等科的疾病。其可治疗各种与血相关的病症，如崩漏、功能性子宫出血、月经不调、闭经、便血、贫血、尿血等，所以称之为“血海”。

血海穴还可防治风疹、荨麻疹、神经性皮炎等瘙痒性的皮肤病，这与其调血、健脾化湿的作用有关。中医认为，皮肤病多与体内湿邪太盛有关。

【操作方法】最常用的方法是拇指点按。找到血海穴后，用拇指尖或指腹，点按至局部有酸胀感为宜；也可以用双掌同时擦搓血海穴、梁丘穴 0.5 ～ 1 分钟，以膝关节内有温热感为宜。按摩此穴除了能防治风疹，还可以缓解下肢发凉、酸胀麻木、行动不便的“老寒腿”的症状。

需要提醒的是，穴位按摩并不能解决所有问题，如严重的痛经、崩漏，不明原因的便血、尿血等，若自己点按或艾灸后没有改善，甚至有加重迹象，应及时就医，以免延误病情。

【配穴】治疗皮肤病时，常配合风池穴、风府穴、风门穴、曲池穴、三阴交穴，有疏风、清热、凉血的功效；治疗月经不调，常配合点按气海穴、带脉穴，有调经统血的作用；治疗下肢瘫痪、膝关节疼痛，常配合犊鼻穴、阴陵泉穴、阳陵泉穴、梁丘穴，具有舒筋活络、滑利关节的功效；治疗贫血，常配合关元穴、气海穴、足三里穴，能够补气养血，对崩漏、尿血、便血所致贫血有辅助治疗作用。